Januskinase-Inhibition – ein neues Therapieprinzip bei Autoimmunerkrankungen

UNI-MED

UNI-MED Verlag AG
Bremen - London - Boston

Müller-Ladner, Ulf:
Januskinase-Inhibition – ein neues Therapieprinzip bei Autoimmunerkrankungen/Ulf Müller-Ladner.-
2. Auflage – Bremen: UNI-MED, 2021
(UNI-MED SCIENCE)
ISBN 978-3-8374-2429-4

Printed in Europe

Der Verlag dankt der Firma AbbVie Deutschland GmbH & Co. KG für die Unterstützung der Produktion dieser Auflage. Der Verlag versichert, dass der Industriepartner keinerlei Einflussnahme auf den Inhalt des Buches, insbesondere auch nicht auf Therapieempfehlungen, nehmen konnte.

Vorwort zur 2. Auflage

Sehr geehrte Kolleginnen und Kollegen,
Liebe Leserinnen und Leser,

seit der ersten Auflage dieses Bandes sind inzwischen 5 Jahre vergangen und dennoch hat sich an der Dynamik im Feld der Januskinase-Hemmer nichts geändert. Im Gegenteil: Einerseits konnte durch zahlreiche Kombinations-, Langzeit- und *Head-to-Head*-Studien (auch gegen Biologika) das Potenzial dieser Wirkstoffgruppe vor allem für die rheumatoide Arthritis eindrucksvoll bestätigt und erweitert werden, andererseits stehen inzwischen so viele Daten zur Verfügung, dass das Nebenwirkungsprofil sehr exakt auch für den einzelnen Patienten eingeschätzt werden kann – einschließlich dem derzeit immens wichtigen Gebiet der impfpräventablen Erkrankungen. Des Weiteren hat sich gezeigt, dass die in der ersten Auflage beschriebenen positiven Signale für eine sehr gute Wirkung der Januskinase-Hemmer bei weiteren Autoimmunerkrankungen in klinischen Studien mehr als bestätigt werden konnten, so dass uns derzeit nicht nur mehrere verschiedene Januskinase-Hemmer zur Therapie zur Verfügung stehen, sondern dass zu erwarten ist, dass sich für diese – und weitere – das "in label"-Portfolio zum Wohle der Patienten in der kommenden Zeit noch deutlich erweitert.

Auf der Basis der spannenden Pathophysiologie rund um die Januskinase-Signalwege hat das Autorenteam dieser Auflage für Sie alle Daten und Studienergebnisse zusammengestellt, die es Ihnen ermöglichen werden, für jede klinische Situation und Fragestellung die passende Antwort zu finden und die entsprechende therapeutische Strategie zu entwickeln.

Viel Spaß beim Lesen !

Giessen/Bad Nauheim, im Sommer 2021 *Ulf Müller-Ladner*

Autoren

Herausgeber

Prof. Dr. med. Ulf Müller-Ladner
Lehrstuhl für Innere Medizin mit Schwerpunkt Rheumatologie
Justus-Liebig-Universität Gießen
Abteilung für Rheumatologie und klinische Immunologie
Campus Kerckhoff
Benekestr. 2-8
D-61231 Bad Nauheim
E-Mail: u.mueller-ladner@kerckhoff-klinik.de

Autoren

Dr. med. Ulrich Drott
Abteilung Rheumatologie
MEDIAN Klinik Schlangenbad
Rheingauer Straße 18
65388 Schlangenbad

Kap. 1.

Prof. Dr. med. Kamran Ghoreschi
Direktor der Klinik für Dermatologie, Venerologie und Allergologie
Charité – Universitätsmedizin Berlin
Charitéplatz 1
10117 Berlin
E-mail: kamran.ghoreschi@charite.de

Kap. 2.

Prof. Dr. med. Georg Pongratz
Universitätsklinikum Düsseldorf
Poliklinik, Funktionsbereich und Hiller Forschungszentrum für Rheumatologie
Moorenstraße 5
40225 Düsseldorf
E-Mail: georg.pongratz@med.uni-duesseldorf.de

Kap. 3.

Priv.-Doz. Dr. Marc Schmalzing
Oberarzt der Medizinischen Klinik und Poliklinik II
Schwerpunkt Rheumatologie/Klinische Immunologie
Zentrum Innere Medizin
Oberdürrbacher Str. 6
97080 Würzburg

Kap. 5.

Priv.-Doz. Dr. med. Philipp Sewerin
Universitätsklinikum Düsseldorf
Poliklinik und Funktionsbereich für Rheumatologie
Moorenstraße 5
40225 Düsseldorf

Kap. 4.

Wir danken auch den Autoren der 1. Auflage, Prof. Dr. med. Martin Fleck (*Kap. 3.*), Dr. med. Eva Ostermeier (*Kap. 5.*), Dr. med. Petra Roll (*Kap. 5.*) und Prof. Dr. med. Hans-Peter Tony (*Kap. 5.*), für die Zurverfügungstellung ihrer jeweiligen Kapitel als Grundlage für die Aktualisierung.

Inhaltsverzeichnis

1. Intrazelluläre Signalwege in der Pathogenese der rheumatoiden Arthritis

Die rheumatoide Arthritis (RA) ist eine immunmediierte Systemerkrankung, die sich präferenziell als ein polyarthritisches Krankheitsbild manifestiert, jedoch auch zu extraartikulären Beteiligungen führt. Für die extraartikulären Manifestationen sind neben Immunkomplex-vermittelten Effektormechanismen der humoralen Immunität, z.B. im Rahmen einer rheumatoiden Vaskulitis, auch die systemischen Wirkungen der lokal in den Gelenken freigesetzten proinflammatorischen Zytokine, mit z.T. pleiotropen Wirkungen auf verschiedene Organsysteme und resultierenden Komorbiditäten verantwortlich.

Zur Pathogenese tragen vielfältige unterschiedliche Zellpopulationen bei; so sind nicht nur Effektorzellpopulationen der adaptiven Immunität, sondern auch des angeborenen Immunsystems und darüber hinaus im Gelenkkompartiment auch die ortsständigen Zellen wie Chondrozyten, Osteoblasten und Synovialfibroblasten beteiligt.

Die Synovialfibroblasten nehmen im chronischen Entzündungsverlauf einen veränderten aggressiven Phänotyp an und tragen wesentlich zum aggressiven Charakter der chronischen Entzündung in der Synovialmembran bei [1]. So kommt es zur Ausbildung eines destruierend infiltrativ in den Knorpel und Knochen tumorartig einwachsenden Granulationsgewebes (Pannus), das zum vollständigen Strukturverlust des Gelenkes führen kann.

Als proinflammatorische Mediatoren wurden eine Vielzahl von Zytokinen identifiziert, unter denen als kritische Zielstrukturen für therapeutische Interventionen insbesondere

- der Tumornekrosefaktor-alpha (TNF-α)
- das Interleukin (IL)-1β sowie
- das IL-6

hervorzuheben sind.

In letzter Zeit wurden darüber hinaus auch weitere Zytokine, die für die Polarisierung von Effektor T-Lymphozyten-Populationen in der adaptiven Immunität eine Rolle spielen (z.B. IL-12, IL-23) sowie die Effektorzytokine proinflammatorischer T_H-1-Zellen, gamma-Interferon (IFN-γ) oder von TH-17-Zellen (IL-17, IL-22 oder GM-CSF) als relevante Entzündungsmediatoren in der RA-Pathogenese identifiziert.

Als initiales Ereignis der RA wird das Auftreten einer unspezifischen Entzündungsreaktion diskutiert, wobei Makrophagen und mononukleäre Zellen in den tiefen Zellschichten der Synovialmembran involviert sind. Weiterhin kommt es zur Infitration von vorwiegend CD4-positiven T-Zellen, welche sich hauptsächlich durch den fehlenden Einfluss von Interleukin-4 (IL-4) in T_H1-Effektorzellen differenzieren.

Die zelluläre Synthese von IL-4 ist noch nicht gänzlich geklärt, jedoch ist dieses Zytokin wirkungsvollster Treiber für die Differenzierung von naiven CD4-positiven T-Zellen in T_H2-Zellen, welche wiederrum durch die Sezernierung von TGF-β und IL-10 die Aktivierung und Proliferation von T_H1-Zellen hemmen können. Ohne den regulatorischen Einfluss, kommt es zu einer T_H1-dominanten Immunantwort. Über GM-CSF regen T_H1-Zellen das Knochenmark zur Synthese neuer Makrophagen an, und durch Sekretion von TNF-α kommt es zur vermehrten Ansammlung von Makrophagen am Ort des Entzündungsgeschehens. Diese sezernieren wiederum proinflammatorische Zytokine wie IL-1 und TNF-α, jedoch auch IL-12, was dazu führt, dass sich naive CD4-positive T-Zellen in T_H1-Effektorzellen differenzieren, die wiederum IFN-γ zur Aktivierung von Makrophagen produzieren. T_H1-Zellen können weiterhin wichtig für die Aktivierung von B-Zellen sein, bestimmte Subklassen von IgG-Antikörpern zu produzieren. Diese vorwiegend opsonisierenden IgG1- und IgG3-Antikörper können nachgeschaltet zu einer Aktivierung des Komplementsystems führen. Dendritische Zellen wiederum führen in der initialen Phase der Entzündungsreaktion durch Ausschüttung von IL-6 und TGF-β zu einer Differenzierung zu T_H17-Zellen aus naiven CD4-positiven Helferzellen. T_H17-Zellen produzieren u.a. proinflammatorische Zytokine wie IL-17A,

Substratspezifität	Prototypische Vertreter	Aktivierungsstimuli
Tyrosinkinasen	Rezeptor-Tyrosinkinasen, z.B. Fibroblasten-Wachstumsfaktor-Rezeptor (FGF)	Wachstumsfaktoren
	SYK (*spleen tyrosine kinase*)	Immunrezeptor-Liganden
	JAK (Janus-Kinasen)	Zytokine
Serin/Threonin-Kinasen	P39 MAPK (Mitogen-aktivierte Protein-Kinasen)	Mitogene, Stressfaktoren: Oxidativer Stress, UV-Licht, Hitzeschock, Zytokine etc.
	JNK (c-Jun N-terminale Kinase	Stressoren (☞ oben)
Dualspezifische Kinasen	MAPKK (MAPK-Kinasen)	Stimuli von MAPK-Signalwegen (☞ oben)
Kinasen mit phosphorylierender Wirkung auf Lipidmetaboliten	PI3K (Phosphatidylinositol-3-Kinase)	Wachstumsfaktoren, Chemotaxine

Tab. 1.1: Übersicht über Signaltransduktionskinasen mit Relevanz in der RA-Pathogenese. Modif. nach [3].

IL17F, TNF-α, IL6 und GM-CSF sowie Chemokine wie CXCL1 und CCL20 und sorgen damit für eine Aktivierung der Epithel- und Stromazellen, welche nachfolgend zu einer Anlockung von neutrophilen Granulozyten führt und die Entzündungskaskade um weitere Zelltypen erweitert [2].

Für die Störung des Knochenmetabolismus, in Richtung eines gesteigerten Katabolismus, spielt das RANK/RANKL-System in der Differenzierung von Osteoklasten aus Osteoklasten-Progenitorzellen eine wichtige Rolle. Aus der Diversität involvierter Entzündungsmediatoren, deren Erwähnung in der bisherigen Darstellung keinen Anspruch auf Vollständigkeit erheben kann und ihren Wirkungen auf differente Zellpopulationen in unterschiedlichen Gewebekompartimenten (primäre und sekundäre lymphatische Organe, Synovialmembran, Knorpel, Knochen, Endothel, extraartikuläre Bindegewebe), folgt, dass an der Vermittlung pathogeneserelevanter inflammatorischer Signale auch eine Vielzahl von Rezeptorsystemen mit entsprechend distinkten Signaltransduktionskaskaden beteiligt sein müssen. Im Rahmen einer kurzen Übersicht ist daher eine umfassende Darstellung aller beteiligten Signalwege nicht möglich, so dass notwendigerweise eine Fokussierung auf die nach aktuellem Literaturstand als zentral für die RA-Pathogenese identifizierten erfolgt. Eine Übersicht [3] über wichtige intrazelluläre Signalwege, ihre Aktivatoren und beteiligte Kinasen, die in der nachfolgenden Darstellung berücksichtigt sind, findet sich in der Tab. 1.1.

Signaltransduktionsprozesse dienen der Übertragung des Informationsgehaltes einer durch diverse Stimuli an zellulären Rezeptoren ausgelösten Strukturveränderung in Stimulus-adaptierte zelluläre Reaktionsmuster, z.B. der gesteigerten Expression eines bzw. mehrerer Proteine, der Aktivierung von Proliferation, Differenzierung, Migration, aber auch von Autophagie oder Apoptose. Die Rezeptoren dienen dabei als molekulare Schalter, die das perzeptierte Signal, z.B. eine Ligandenbindung, in eine initiale chemische Reaktion transformieren und damit eine intrazelluläre Reaktionskaskade auslösen. Der intrazellulären Signalübermittlung dienen dann vielfältige biochemische Prozesse der Modifikation von Protein- und Lipidmediatoren, z.B. Phosphorylierungen, Ubiquitinierungen, die Assoziation und Dissoziation von Molekülkomplexen, Veränderungen enzymatischer Aktivitäten oder von Ionenkanalpermeabilitäten [4]. Charakteristischerweise sind die beteiligten Reaktionen sequentiell hierarchisch strukturiert, um eine geordnete Signalweiterleitung zu gewährleisten. Dieses Organisationsprinzip dient aber auch einer Verstärkung der Signale im Prozess der kaskadenförmigen Ausbreitung über die sequenziell zu durchlaufenden Ebenen der Übermittlung. Signaltransduktionsprozesse nehmen somit großen Einfluss auf die Zellfunktion. Typisch ist die rezeptorvermittelte Änderung der Transkription eines in Abhängigkeit von einem externen Stimulus regulierten Zielgens. Der Transkriptionsprozess führt zur Synthese einer spezifischen mRNA auf der Matrize des komplementären DNA-Stranges und ist abhängig von der Ausbildung eines Transkriptionskomplexes, an dem cis-regulatorische DNA-Sequenzen, Gen-spezifische und generelle Transkriptionsfaktoren, die RNA-Polymerase II und Koaktivatoren, die an der Histonmodifikation und Änderung der Nukleosomenstruktur im transkribierten DNA-Bereich beteiligt sind, mitwirken. Die Signaltransduktionswege münden häufig in die Modifikation zunächst zytosolisch in latenter Form vorliegenden spezifischen Transkriptionsfaktoren, die dann in aktivierter Form in den Zellkern translozieren und dort an die cis-regulatorischen Domänen ihrer Zielgene binden und somit zur Ausbildung eines aktiven Transkriptionskomplexes beitragen können. Nach der weiteren Prozessierung der initial im Transkriptionsprozess gebildeten prä-mRNA u.a. durch Elimination der noch enthaltenen Introns (*Splicing*), erfolgt die ribosomale Translation im Zytosol. Auf diese Weise regulieren die Transkriptionsfaktoren über eine Steigerung der mRNA-Synthese die Proteinexpression. Da aber das Ausmaß der Translation nicht nur von der mRNA-Neubildung, sondern zugleich von ihrer Abbaurate abhängt, kann die Signaltransduktion auch über eine posttranskriptionelle Regulation der Halbwertzeit spezifischer mRNAs Einfluss auf die Proteinexpression nehmen. Ein weiterer prinzipieller Effektorweg von Signaltransduktionskaskaden ist die Heraufregulation sogenannter micro-RNAs (miRNAs), die kleine einzelsträngige RNA-Moleküle darstellen, bestehend aus nicht-kodierenden Sequenzen, aber mit regulatorischen Wirkungen auf die Genexpression [5]. Die regulatorischen Effekte von miRNAs beruhen auf ihrer Fähigkeit zur sequenzspezifischen Interaktion mit dem 3´-untranslatierten Bereich von mRNAs mit der Folge einer Translationshemmung oder der Induktion des zytosolischen Abbaus der gebundenen Ziel-mRNA. Den miRNAs kommt eine physiologische Funktion im Kontext von Wachstums- und Differenzierungsvorgängen zu, jedoch sind auch Expressionssteigerungen bestimmter miRNAs unter pathophysiologischen Bedingungen, u.a. auch in den Synovialfibroblasten bei RA, beschrieben. Pharmakologische Interventionsstrategien mit dem Ziel einer Blockade fehlregulierter miRNAs haben allerdings bisher noch nicht das Stadium einer klinischen Entwicklung in der RA erreicht, jedoch zeigen sich bereits vielversprechende Studien im Bereich der Behandlung von Herz-Kreislauf-Erkrankungen [6].

1.1. Fehlregulierte Signalwege

Unter pathologischen Bedingungen können bestimmte Signaltransduktionskaskaden aufgrund permanenter Aktivierung durch externe Stimuli unter dem Einfluss deregulierter Transkriptionsfaktoren oder infolge aberrant respondierender Zellpopulationen infolge von Transformation, Dedifferenzierung oder Seneszenz ständig bzw. unverhältnismäßig stark aktiviert sein. Der pharmakologische Einsatz von Signaltransduktionsinhibitoren könnte daher potenziell nutzbar sein, um über eine Blockade der krankheitsspezifisch exzessiv aktivierten Signaltransduktionswege eine Normalisierung und damit eine therapeutische Wirkung auf den Krankheitsprozess zu induzieren.

1.2. Januskinasen und *Signal Transducers and Activators of Transcription*: der JAK-STAT-Signalweg

> Die Januskinasen sind intrazelluläre Schaltelemente von Zytokinrezeptor-Signalwegen, den sogenannten JAK-STAT-Signalwegen (*Signal Transducers and Activators of Transcription).*

Bislang sind vier verschiedene Januskinasen identifiziert:

- JAK1
- JAK2
- JAK3 und
- TYK2 (Tyrosinkinase 2)

Januskinasen entfalten ihre Funktion nur als Tandem: Je zwei Mitglieder der JAK-Familie bilden ein Paar, das spezifisch für eine Gruppe von Zytokinrezeptoren ist. Die Zytokinrezeptoren besitzen keine eigene Kinaseaktivität. Hier übernehmen die Januskinasen (JAKs) eine wichtige Rolle. Januskinasen (JAK) sind funktionell dadurch wirksam, dass sie Mitglieder der STAT (*Signal Transducers and Activators of Transcription*) durch Tyrosin-Phosphorylierung aktivieren können und erfüllen damit wichtige Aufgaben in der Signalübertragung von Zytokin- und Wachstumsfaktor-Rezeptoren [7, 8]. Die Januskinasen gehören zur Familie der Tyrosinkinasen und haben eine dimere Struktur mit jeweils einer aktiven Kinase- (JH1) und einer Pseudokinase-Einheit (JH2). Die enzymatisch aktiven Zentren sind sowohl zur Zellmembran als auch zum Zellkern ausgerichtet, daher auch die Assoziation zum doppelgesichtigen römischen Gott Janus. Die katalytische Domäne JH1 ist der molekulare Angriffspunkt der JAK-Inhibition; an ihm konkurrieren sie mit dem Energiesubstrat ATP (Adenosintriphosphat) um die reversible transiente Bindung. Bei der Bindung eines Zytokins an den entsprechenden Rezeptoren werden die angekoppelten JAKs aktiviert und phosphorylieren die STAT-Faktoren. Die durch JAK-Kinasen aktivierten STAT-Faktoren dimerisieren und können nur in dieser Form in den Zellkern translozieren und dort als Transkriptionsfaktoren die selektive Expressionssteigerung ihrer Zielgene ermöglichen. Die Aktivierung des JAK-STAT-Signalweges impliziert aber auch die Aktivierung einer Feedbackregulation, indem die Expression von Inhibitormolekülen, von sogenannten SOCS (*Suppressors of cytokine signalling*) Proteinen, die im Zytosol die persistierende Phosphorylierung von STAT-Faktoren durch JAK-Kinasen blockieren können, gesteigert wird [9]. Der JAK-STAT-Signalweg spielt für die Signalübermittlung diverser Zytokine, darunter der Interferone IFN-α, IFN-β und IFN-γ sowie der Interleukine IL-2 -, IL-7, IL-9, IL-13, IL-15, IL-19, IL-20 und IL-23, aber auch des proinflammatorischen Wachstumsfaktors GM-CSF, sowie des zentralen Wachstumsfaktors für die Erythropoese, des Erythropoietins, eine zentrale Rolle. Entsprechend ist der JAK-STAT-Signalweg essentiell für so wichtige Prozesse wie das Wachstum und die Reifung lymphoider Zellen, die Homöostase von T-Zellen, ihre Differenzierung in TH-17-Effektor-Zellen, sowie im Rahmen der humoralen Immunität den Immunglobulinklassenwechsel [7]. Dieser Signalweg ist auch von Bedeutung für die NK-Zell-Homöostase sowie die Granulopoese und spielt daher nicht nur eine Rolle für adaptive, sondern auch für angeborene Immunmechanismen im Rahmen von Inflammation, protektiver Tumor- und Infektionsimmunität.

Aufgrund der zentralen Bedeutung des JAK-STAT-Signalweges für vielfältige Zytokinwirkungen zur Regulation adaptiver und angeborener Immunmechanismen kommt ihm eine kritische Rolle in der Pathogenese der RA zu, so dass JAK-Zielstrukturen innovativer therapeutischer Ansätze mit mittlerweile mehreren pharmakologischen Substanzen wie

- Tofacitinib (TOFA)
- Baricitinib (BARI)
- Filgotinib (FIL)
- Upadacitinib (UPA) [10]

in klinischer Anwendung bzw. in klinischen Entwicklungsprogrammen sind (Deucravacitinib) [11].

1.2.1. Tofacitinib

Tofacitinib (CP-690550, TOFA) wurde als erster JAK-Inhibitor in klinischen Prüfungen zur RA am Menschen getestet und inhibiert bevorzugt heterodimere Rezeptoren, an denen JAK1 und JAK3, in geringerem Umfang auch JAK2, beteiligt sind. Entsprechend seines JAK-Inhibitionsspektrums blockiert Tofacitinib damit die Wirkungen der sogenannten *common gamma-chain*-abhängigen Zytokine, auch bekannt als *interleukin-2 receptor subunit gamma* oder IL-2RG (IL-2, IL-4, IL-7, IL-9, IL-15 und IL-21), aber auch die von IFN-γ, IL-10, IL-22, IL-6 und in einem geringeren Ausmaß von IL-12 und IL-23 (Abb. 1.1a+b). Tofacitinib beeinflusst funktionell sowohl angeborene als auch adaptive Immunantworten, hat aber erstaunlicherweise nur geringe Wirkungen auf Kinasen außerhalb der JAK-Familie. Tofacitinib wird zu ca. 70 % hepatisch und zu ca. 30 % renal metabolisiert bzw. eliminiert.

Seine Effizienz hat Tofacitinib zunächst in den präklinischen Modellen der Kollagen-II-induzierten-Arthritis und der Adjuvans-Arthritis belegt und nachfolgend in einem umfangreichen klinischen Entwicklungsprogramm. Die Wirksamkeit und Sicherheit von Tofacitinib wurde in dem Phase III-Studienprogramm ORAL untersucht, wobei Tofacitinib als Monotherapie, in Kombination mit konventionellen DMARDs (*disease modifying an-*

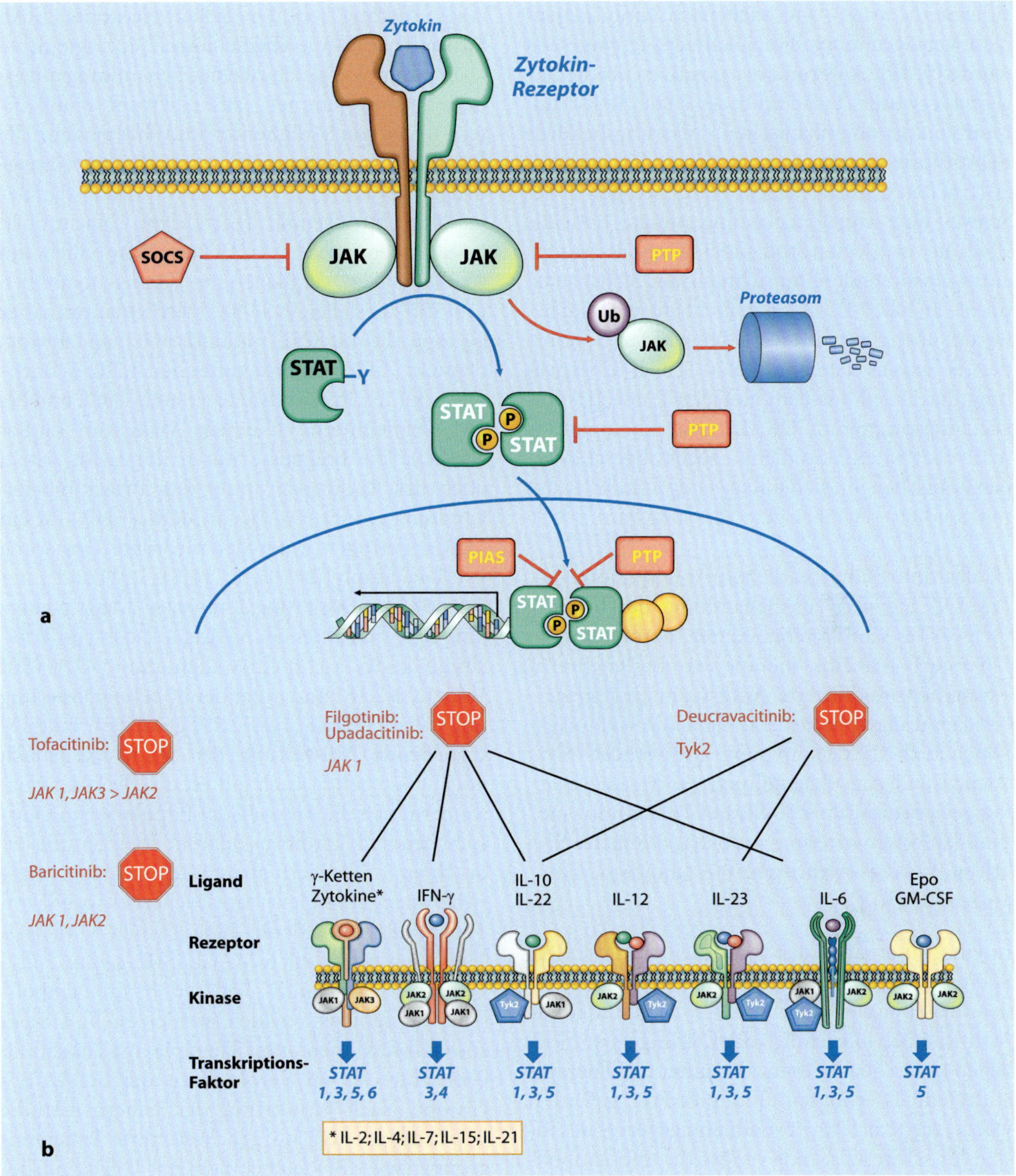

Abb. 1.1a+b: **a:** Aktivierung des JAK-STAT-Signalweges und seine Regulation. Darstellung modifiziert nach [40]. **SOCS** = *suppressor of cytokine signalling*, **PTP** = *protein tyrosin phosphatase*, **PIAS** = *protein inhibitor of activated STAT*. **b:** Rezeptor-vermittelte Aktivierung des JAK-STAT-Signalweges: Übersicht über die beteiligten Kinasen und Transkriptionsfaktoren sowie der Zielstrukturen von Inhibitoren des JAK-STAT-Signalweges. Darstellung modifiziert nach [5].

tirheumatic drugs) und auch nach vorausgehendem Versagen einer Biologikatherapie eingesetzt wurde [9, 10]. Aufgrund der positiven Studienergebnisse wurde Tofacitinib als erster JAK-Inhibitor von der amerikanischen Zulassungsbehörde FDA für die Therapie der rheumatoiden Arthritis 2012 in den USA zugelassen. Während auch in der Schweiz eine schnelle Zulassung erfolgte, hatte die EMA die vorgelegten Studiendaten im Zulassungsantrag insbesondere hinsichtlich des Sicherheitsprofils im Jahr 2013 als noch nicht ausreichend bewertet und zusätzliche Studienevidenzen gefordert, so dass es erst am 27.03.2017 nach Überprüfung der Daten aus dem globalen Phase III-Entwicklungsprogramm ORAL (Oral Rheumatoide Arthritis Phase III-Studien) – sechs abgeschlossenen klinischen Studien und zwei *open-label*-Langzeit-Studien – zu einer EU-Zulassung kam.

Tofacitinib ist in Kombination mit Methotrexat (MTX) indiziert zur Behandlung der mittelschwer bis schwer verlaufenden, aktiven rheumatoiden Arthritis, die auf ein oder mehrere krankheitsmodifizierte Antirheumatika unzureichend angesprochen hat. Tofacitinib kann jedoch auch als Monotherapie angewendet werden, wenn eine Behandlung mit Methotrexat ungeeignet ist. Mittlerweile hat Tofacitinib eine Indikationserweiterung zur Behandlung der aktiven Psoriasis-Arthritis (2017) und der Colitis ulcerosa (2018).

In einer internationalen Sicherheitsstudie ORAL Surveillance (Phase IIIB/IV), die von der FDA bei der Zulassung von Tofacitinib für die rheumatoide Arthritis auch hinsichtlich der Klärung einer möglichen klinischen Relevanz der unter der Therapie auftretenden erhöhten Blutlipidwerte gefordert wurde, zeigte sich ein dosisabhängiges erhöhtes Risiko für schwerwiegende venöse thromboembolische Ereignisse im Vergleich zu einer Behandlung mit einem TNF-α-Hemmer. Daraus erfolgte die Empfehlung, Tofacitinib bei Patienten mit entsprechend bekannten Risikofaktoren ungeachtet von Indikation und Dosis nur mit Vorsicht einzusetzen. Bei Patienten über 65 Jahre sollte aufgrund des altersbedingten erhöhten Risikos für schwerwiegende Infektionen sowie eines erhöhten Mortalitätsrisikos aufgrund von Infektionen eine Behandlung mit Tofacitinib nur in Betracht gezogen werden, wenn keine geeignete Therapiealternative zur Verfügung steht. Die Sicherheitsstudie ORAL Surveillance ist nun abgeschlossen. Es zeigte sich – ebenfalls im Vergleich zu einer Behandlung mit einem TNF-α-Hemmer – zusätzlich ein signifikanter Anstieg von Malignomen und eine tendenzielle Erhöhung von schweren kardiovaskulären Ereignissen (MACE). Im Detail kam es unter der Behandlung mit zweimal täglich 10 mg Tofacitinib in 3.884 Patientenjahren zu 19 Lungenembolien und 45 Todesfällen, verglichen mit 3 Lungenembolien und 25 Todesfällen in 3.982 Patientenjahren in der Gruppe, die mit TNF-Inhibitoren behandelt worden war. Zudem kam es unter den 4.362 Teilnehmern bei 135 Probanden zu einem MACE und bei 164 Teilnehmern zu einem Malignom (außer NMSC). Die Ereignisse waren insgesamt selten, doch das Risiko war unter der Tofacitinib-Behandlung erhöht. Die *Hazard Ratios* (HR) für ein MACE betrugen unter der niedrigen Dosierung von Tofacitinib 1,24 (95 % CI 0,81-1,91) und unter der höheren Dosierung 1,43 (0,94-2,18). Weiterhin zeigte sich unter der niedrigen Dosis von Tofacitinib das Risiko für ein Malignom um 47 % (HR 1,47; 1,00-2,18) und unter der höheren Dosierung um 48 % (HR 1,48; 1,00-2,19) gesteigert. Eine abschließende Auswertung der Studie ist jedoch noch ausstehend. Auch gilt es, die Details, insbesondere auch die Auswahl der Population mit entsprechendem kardiovaskulärem Risikoprofil, zu beachten. In den verfügbaren Registerdaten zeigte sich bisher ein vergleichbares Sicherheitsprofil von Tofacitinib zu anderen biologischen DMARD-Therapien hinsichtlich MACE, SIE (*serious infection events*), Malignität, Tod und thromboembolischen Ereignissen. Jedoch wurden mehr Herpes zoster-Infektionen unter Therapie mit Tofacitinib beobachtet als im Vergleich zu der bDMARD-Gruppe. Nach Auswertung der Sicherheitsstudie ist zu diskutieren, ob ggf. bestimmte Patientengruppen wie z.B. Raucher nicht mit Tofacitinib behandelt werden sollten. Auch sollte eine Tagesdosis von 2x 10 mg kritisch betrachtet werden. Diese Tagesdosis ist jedoch in der überwiegenden Mehrheit der Länder für die Behandlung der RA nicht zugelassen.

1.2.2. Baricitinib

Im Februar 2017 erfolgte mit Baricitinib (INCB 028050, BARI) die Zulassung des ersten JAK-Inhibitors in der EU zunächst für die Indikation der mittelschweren bis schweren aktiven rheumatoiden Arthritis bei unzureichender Wirkung auf eine vorangegangene Behandlung mit einem oder mehreren krankheitsmodifizierenden Antirheumatika (DMARDs).

Im Juni 2018 erfolgte die Zulassung der FDA. Baricitinib ist auch in der Monotherapie zugelassen. Die empfohlene Dosis für Baricitinib beträgt 4 mg einmal täglich. Eine Dosis von 2 mg täglich ist beispielsweise für Patienten ab 75 Jahren angezeigt und kann auch für Patienten mit chronischen bzw. wiederkehrenden Infekten in der Vorgeschichte indiziert sein. Weiterhin zeigt Baricitinib durch die kaum vorhandene hepatische Metabolisierung wenige relevante Wechselwirkungen. Die Eliminierung erfolgt zu mehr als 70 % renal und ca. 20 % über den Stuhl. Baricitinib ist ein selektiver und reversibler Inhibitor von JAK1 und JAK2 mit geringerer Selektivität für Tyrosinkinase 2 (Tyk 2 und JAK3). Baricitinib ist ein strukturelles Analogon von Ruxolitinib, ebenfalls einem JAK1/JAK2-Inhibitor, der u.a. für die Behandlung der primären Myelofibrose und Polycythaemia vera zugelassen ist.

Entsprechend seines JAK-Inhibitionsspektrums blockiert Baricitinib ebenfalls die Wirkungen der *common gamma-chain*-abhängigen Zytokine, IFN-γ, IL10, IL-22, IL-12, IL-23, IL-6 und zusätzlich GM-CSF sowie Erythropoetin und Thrombopoetin durch eine transiente Blockierung der ATP-Bindungstasche von JAK (☞ Abb. 1.1a+b). In einer Phase IIb-Studie zeigten sich signifikante Vorteile im Ansprechen des ACR20/50/70 sowie DAS28, CDAI und SDAI. In vier weiteren klinischen Phase III-Studien (RA-BUILD, RA-BEAM, RA-BEACON und RA-BEGIN) erwies sich Baricitinib 4 mg/Tag beim primären Endpunkt, der ACR20-Ansprechrate nach 12 bzw. 24 Wochen, signifikant wirksamer als Placebo. Bei allen in diesen vier Studien evaluierten RA-Patienten zeigten sich auch gegenüber den Vergleichssubstanzen (ADA, MTX) signifikante Besserungen in den *Patient Reported Outcomes* (PRO) einschließlich körperlicher Funktion, Morgensteifigkeit, Schmerzen und Lebensqualität. Die subjektive Besserung unter Behandlung mit Baricitinib war oft schon früh im Therapieverlauf nachweisbar und hielt bis Studienende nach 24 bzw. 52 Wochen an. Speziell in der RA-BEAM-Studie zeigte sich Baricitinib der Substanz Adalimumab nach Woche 12 auf der Grundlage des ACR20-Ansprechens überlegen. In der Langzeit-Verlängerungsstudie (RA-BEYOND) bestätigte sich der Befund der Einzelstudien, wonach das Fortschreiten der radiologisch nachweisbaren Gelenkerosionen unter dem Einsatz von Baricitinib signifikant verlangsamt werden konnte.

Das Sicherheitsprofil von Baricitinib bei RA wurde studienübergreifend ausgewertet. Datenbasis waren acht klinische Studien der Phasen Ib, II und III sowie die laufende Langzeit-Verlängerungsstudie RA-BEYOND. Die analysierte Sicherheitspopulation umfasste 3.492 Patienten mit mittelschwerer bis schwerer aktiver RA, die mindestens eine Dosis BARI erhalten hatten. Die Analyse ergab weder für den Vergleich von BARI 4 mg vs. Placebo noch für den Vergleich der beiden BARI-Dosen signifikante Unterschiede in der Häufigkeit von Todesfällen, von zum Therapieabbruch führenden unerwünschten Ereignissen (AE), malignen Erkrankungen, schweren kardiovaskulären Ereignissen oder schwerwiegenden Infektionen. Lediglich die Gesamthäufigkeit von Infektionen war mit BARI 4 mg signifikant höher als mit Placebo (☞ Tab. 1.1). Für das erhöhte Infektionsrisiko waren in erster Linie obere Atemwegsinfektionen und Infektionen mit Herpes zoster und Herpes simplex verantwortlich. Die insgesamt 10 Tuberkulosefälle (Inzidenz 0,15/100 Patientenjahre) traten alle in Endemiegebieten Südamerikas, Asiens und Afrikas auf. Die häufigsten schwerwiegenden Infektionen waren Pneumonien und Herpes zoster (36 bzw. 26 Fälle, expositionsbereinigte Inzidenz 0,5 bzw. 0,4/100 PJ); solche schweren Infektionen waren bei Patienten, die zu Studienbeginn mit einem Glukokortikoid behandelt wurden, doppelt so häufig wie bei den Patienten ohne diese Komedikation – und zwar unter aktiver Behandlung mit BARI ebenso wie in der Placebogruppe. Die Inzidenz von Herpes zoster war unter BARI 4 mg/Tag zwar signifikant höher als mit Placebo oder BARI 2 mg/Tag, nahm im Laufe der Behandlung aber nicht zu. Mit BARI 4 mg trat außerdem bei 5 Patienten eine tiefe Venenthrombose bzw. Lungenembolie auf (bei keinem Patienten unter Placebo), wobei allerdings bei allen Betroffenen mehrere Risikofaktoren für thrombotische Komplikationen vorlagen. Bei den Laborwerten gab es nur wenige signifikante Unterschiede zwischen den Studiengruppen. Hierzu gehörten im Vergleich von BARI 4 mg vs. Placebo signifikant häufigere Anstiege der Kreatinphosphokinase CPK auf Werte oberhalb des Normalbereichs (37,7 % vs. 9,3 %; p<0,05), des LDL-Cholesterins auf ≥130 mg/dl (42,1 % vs. 13,5 %; p<0,05) und des HDL-Cholesterins auf ≥60 mg/dl (33,0 % vs. 9,3 %; p<0,05). Es gab keine Veränderung beim LDL/HDL-Verhältnis. Wie auch bei den anderen JAK-Inhibitoren bekannt, besteht auch bei BARI ein erhöhtes Infektionsrisiko, insbesondere für Herpes zoster. Eine integrierte Sicherheitsanalyse der gepoolten Daten aus neun klinischen Studien mit BARI wurde auf dem ACR Convergence 2020 vorgestellt (Abstract #0202). Im Rahmen der Studien erhielten 3.770 Patienten mit rheumatoider Arthritis Barcitinib für insgesamt 13.148 Patientenjahre mit einer mittleren Behandlungsdauer von 4,2 Jahren und bis zu einem Maximum von 8,4 Jahren. Es wurden keine neuen Sicherheitsbedenken festgestellt [12-14].

Mittlerweile gibt es in einzelnen Ländern Zulassungen für Baricitinib zur Behandlung der Alopecia areata, bei COVID-19 in Kombinationstherapie mit Remdesevir sowie bei atopischer Dermatitis.

1.2.3. Upadacitinib

Upadacitinib (ABT-494, UPA) ist ein selektiver und reversibler JAK-Inhibitor und wurde am 18.08.2019 erstmals von der FDA zugelassen, gefolgt von der Zulassung in der EU in 2020.

> Upadacitinib ist zugelassen zur Behandlung der mittelschweren bis schweren aktiven rheumatoiden Arthritis bei erwachsenen Patienten, die auf ein oder mehrere krankheitsmodifizierende Antirheumatika (DMARDs) unzureichend angesprochen oder diese nicht vertragen haben. Upadacitinib kann als Monotherapie oder in Kombination mit Methotrexat angewendet werden. Weiterhin besteht eine Zulassung für die Behandlung der Psoriasis-Arthritis und der ankylosierenden Spondylitis.

Darüber hinaus zeigten mittlerweile zwei Phase III-Induktionsstudien, dass Upadacitinib die klinischen, endoskopischen und histologischen Ergebnisse bei Colitis ulcerosa-Patienten verbessert (U-ACCOMPLISH). Ein Einsatz findet sich auch in der Behandlung der atopischen Dermatitis.

Entsprechend seines JAK-Inhibitionsspektrums blockiert Upadacitinib die Wirkungen der *common gamma-chain*-abhängigen Zytokine, IL-10, IL-22, IFN-γ, IL-6 durch eine transiente Blockierung der ATP-Bindungstasche von JAK (☞ Abb. 1.1a+b). Upadacitinib wird zu ca. 25 % renal und zu ca. 38 % mit dem Stuhl eliminiert.

Upadacitinib wurde für die Behandlung der RA in dem Phase III-Entwicklungsprogramm SELECT mit über 5.000 eingeschlossenen Patienten evaluiert, welches sechs RCTs umfasste, die verschiedene RA-Subpopulationen von frühen MTX-naiven Patienten bis zu Patienten, die unzureichend auf ein csDMARD oder bDMARD angesprochen haben, einschloss. In den zulassungsrelevanten Phase III-Studien zeigte Upadacitinib signifikant höhere Ansprechraten im Vergleich zu allen Vergleichssubstanzen (Placebo, MTX, ADA + MTX). In der Phase III-SELECT-MONOTHERAPY erreichten 50 % der Patienten bis Woche 48 eine Remission. Es gab keine unerwarteten Sicherheitssignale bis Woche 48. Das Sicherheitsprofil nach 48 Wochen entsprach dem früherer Phase III-Studien; es wurden keine neuen Sicherheitssignale festgestellt. In der Phase III-Studie SELECT-COMPARE wurde Upadacitinib in Kombination mit MTX im Vergleich zu Adalimumab in Kombination mit MTX bei Patienten mit mittelschwerer bis schwerer aktiver RA und unzureichendem Ansprechen auf MTX untersucht. Unter anderem wurde im Vergleich zu ADA + MTX mit UPA + MTX ein signifikant höheres ACR20-Ansprechen und Remisssionsraten (DAS28) zu Woche 12 erreicht. Auch die radiologische Progression konnte nach 26 und 48 Wochen signifikant gegenüber Placebo + MTX gehemmt werden. Darüber hinaus wurde mit UPA + MTX signifikant häufiger eine Remission erreicht als mit ADA + MTX (gemessen zu Woche 12, 26 und 48 in DAS28 <2,6; SDAI ≤3,3; CDAI ≤2,8 und Booleanscher Remission, nicht mulitplizitätskontrolliert) [15-18].

1.2.4. Filgotinib

Filgotinib (GLPG0634, FIL) ist ein selektiver und reversibler Inhibitor von JAK1.

Filgotinib ist angezeigt zur Behandlung von mittelschwerer bis schwer verlaufenden aktiven rheumatoider Arthritis bei erwachsenen Patienten, die auf ein oder mehrere krankheitsmodifizierende Antirheumatika (DMARDs) unzureichend angesprochen oder diese nicht vertragen haben. Filgotinib kann als Monotherapie oder in Kombination mit Methotrexat (MTX) angewendet werden.

Die empfohlene Dosierung beträgt 200 mg täglich Ab 75 Jahre sollte eine Anfangsdosis von 100 mg gewählt werden. Bei einer Kreatin-Clearance zwischen 15-60 ml/min sollte ebenfalls die Dosierung 100 mg/Tag nicht übersteigen. Ab einer Kreatin-Clearance unter 15 ml/min wird der Einsatz der Substanz nicht mehr empfohlen.

Entsprechend seines JAK-Inhibitionsspektrums blockiert Filgotinib wie Upadacitinib die Wirkungen der *common gamma-chain*-abhängigen Zytokine, IL-10, IL-22, IFN-γ, IL-6 durch eine transiente Blockierung der ATP-Bindungstasche von JAK (☞ Abb. 1.1a+b).

Darüber hinaus übt Filgotinib eine dosisabhängige Hemmung von Th1-Th2 und in geringerem Maße auf die Th17-Zelldifferenzierung aus. Nach Abschluss der Phase II-Studien (DARWIN 1- und -2-Studien, zusammen mit der *open-label*-Erweiterung DARWIN 3-Studie) wurde Filgotinib weiterhin im FINCH-Programm untersucht. In vier klinischen Phase III-Studien (FINCH1, FINCH2, FINCH3 und FINCH4 Long Term Extension) konnte Filgotinib seine Wirksamkeit und Sicherheit darstellen, so dass im September 2020 die Zulassung durch die Europäische Kommission erfolgte. Weiterhin zeigte sich in der randomisierten, placebokontrollierten Phase II-TORTUGA-Studie bei Erwachsenen mit mittelschwerer bis schwerer aktiver Spondylitis ankylosans unter der Therapie mit Filgotinib eine signifikant höhere Verbesserungen des *AS Disease Activity Score* (ASDAS), dem primären Endpunkt, in Woche 12, mit einer mittleren Veränderung gegenüber dem Ausgangswert von -1,5 gegenüber -0,6 bei den mit Placebo behandelten Patienten (p<0,0001).

In der FINCH1-Studie, in der Patienten mit unzureichendem Ansprechen auf MTX eingeschlossen wurden, erreichten 54 % unter FIL 200 mg in Kombination mit MTX eine Remission (DAS28-CRP <2,6) im Vergleich zu 46 % der Patienten unter ADA in Kombination mit MTX (p<0,05; nominal). Auch gemessen anhand anderer Remissionskriterien (CDAI ≤2,8, Boolean) waren die Ergebnisse für FIL 200 mg in Kombination mit MTX signifikant besser als die Therapie mit ADA in Kombination mit MTX (p<0,05; nominal). Weiterhin zeigte sich in Woche 12 ein signifikant besseres ACR50-Ansprechen für FIL 200 mg in Kombination mit MTX im Vergleich zu Adalimumab in Kombination mit MTX (p<0,001; nominal). Zusammengefasst zeigte sich in der FINCH1-Studie im *head-to-head*-Vergleich von Filgotinib zu Adalimumab ein signifikant besseres Ansprechen in Bezug auf ACR20/50/70, DAS28-CRP <2,6, CDAI ≤2,8 und SDAI ≤3,3, jedoch auch hinsichtlich Schmerz-VAS und funktionellen Einschränkungen (HAQ-DI). Auch in der FINCH2-Studie imponierte ein signifikant besseres Ansprechen hinsichtlich des ACR20/50/70 unter Therapie mit FIL plus csDMARD im Vergleich zu einem Placebo plus csDMARD. In der FINCH2-Studie wurden Patienten eingeschlossen, die auf eine, zwei oder mehr als zwei bDMARD-Therapie(n) unzureichend angesprochen hatten. Das Ansprechen zeigte sich unabhängig von der Anzahl der bDMARD-Vortherapien konsistent hinsichtlich des signifikanten Therapieansprechens [19]. Filgotinib hat aufgrund der CYP450-unabhängigen Metabolisierung ein geringeres Potential für Medikameneninteraktionen. Filgotinib wird hauptsächlich durch die Carboxylesterase 2 metabolisiert, welche vorwiegend im Intestinum exprimiert wird [20, 21].

Filgotinib und sein Metabolit können als Inhibitoren von OATP1B1 (Organische Anionen-Transportproteine 1B1) und OATP1B3 (Organische Anionen-Transportproteine 1B3) agieren. OATPs (Organische Anionen-Transportproteine) sind wichtig für die intestinale Absorption der Statine (durch OATP1A2 und OATP2B1) und die Aufnahme der Statine in die Leberzellen (OATP1B1 und OAT1B3). Statine unterscheiden sich in der Sensibilität für die OATP1B1- bzw. die OATP1B3-Hemmung. Werden Statine mit höherer Sensibilität gleichzeitig mit einem OATP1B1/B3-Inhibitor verabreicht, können sie höhere Plasmakonzentrationen erreichen. Die gleichzeitige Anwendung mit empfindlichen OATP1B1/3-Substraten (z.B. Valsartan, Statine) wird daher nicht empfohlen [22].

In tierexperimentellen Studien wurden eine verringerte Fertilität, eine eingeschränkte Spermatogenese und histopathologische Auswirkungen auf die männlichen Fortpflanzungsorgane beobachtet. Die potentielle Wirkung von Filgotinib auf die Spermienproduktion und die männliche Fertilität beim Menschen ist derzeit nicht bekannt. Das potentielle Risiko einer verringerten Fertilität oder Infertilität sollte vor Behandlungsbeginn mit männlichen Patienten besprochen werden. Hinsichtlich der weiblichen Fertilität konnten in Tierexperimentellen Studien keine Auswirkungen detektiert werden. In dem Phase II-Studienprogramm zeigten Filgotinib und sein Metabolit klinisch keinen relevanten Einfluss auf Geschlechtshormone im Mann. In zwei Phase II-Studien (MANTA-RAy, MANTA) zeigte Filgotinib in der Dosierung von 200 mg/Tag einen Einfluss auf die Spermienparameter von männlichen Patienten mit rheumatologischen Erkrankungen bzw. chronisch-entzündlichen Darmerkrankungen. Ein genauer Zusammenhang muss diesbezüglich noch weiterverfolgt und untersucht werden [23], die abschließende klinische Beurteilung steht noch aus.

1.2.5. Deucravacitinib

Deucravacitinib (BMS-986165) ist der erste und einzige neuartige, oral verabreichte, selektive Tyrosinkinase 2 (TYK2)-Inhibitor, der in klinischen Studien bei mehreren immunvermittelten Krankheiten untersucht wird. TYK2 ist eine intrazelluläre Signalkinase, die das Signalling von IL-23, IL-12 und Typ-I-IFN vermittelt. In einer Phase II-Studie mit 203 Patienten mit Vorliegen einer Psoriasis-Arthritis zeigte sich in einer Dosierung von 6 mg nach 16 Wochen ein ACR20-Ansprechen von 52,9 % vs. 62,7 % in einer Dosierung von 12 mg vs. 31,8 % unter Placebo. Die Patienten wurden 1 : 1 : 1 auf die verschiedenen Therapiearme randomisiert verteilt. Weiterhin wurden positive Ergebnisse aus POETYK PSO-1, einer Phase III-Studie zur Behandlung der Plaque-Psoriasis, veröffentlicht. Hierbei wurde die tägliche Einnahme von 6 mg Deucravacitinib evaluiert. Es zeigte sich u.a., dass Deucravacitinib im Vergleich zu einem Phosphodiesterase-4-Hemmer, u.a. zugelassen für die Behandlung der Psoriasis-Arthritis, in Bezug auf den Anteil der Patienten, die in Woche 16 ein Ansprechen auf PASI 75 und sPGA (statischer *Physician's Global Assessment*) erreichten, überlegen war. Eine Zulassung für die Psoriasis-Arthritis wird angestrebt [24].

1.2.6. Zusammenfassung

Die Möglichkeit, gleichzeitig mehrere proinflammatorische Mediatoren durch Hemmung des JAK-STAT-Signalwegs zu regulieren, ist ein revolutionärer Aspekt in der Behandlung einer sehr komplexen und multifaktoriellen Krankheit wie der rheumatoiden Arthritis. Eine Rangfolge oder eine Priorisierung einzelner JAK-Inhibitoren in der klinischen Anwendung ist aktuell auch aufgrund fehlender *head-to-head*-Studien allerdings nicht möglich. Ob eine differente JAK-Inhibition zu Unterschieden bezüglich des thromboembolischen Risikos, zu erhöhtem kardiovaskulären Risiko oder Protektion, zu erhöhtem Malignomrisiko oder infektiösen Langzeitrisiken führt, ist aufgrund der noch nicht ausreichenden Studiendatenlage aktuell noch nicht zu beantworten.

Die Hemmung verschiedener Komponenten der JAK-Familie vermittelt verschiedene potenzielle unerwünschte Nebenwirkungen. JAK3 wird selektiv auf epithelialen und hämatopoetischen Zellen exprimiert, und *loss-of-function*-Mutationen führen zu schweren kombinierten Immundefizienzerkrankungen.

Da Tofacitinib und Baricitinib auch JAK2 hemmen, welches Erythropoietin-, Thrombopoietin- und GM-CSF-Signalling vermittelt, können mit diesen Wirkstoffen behandelte Patienten Zytopenien, insbesondere Anämie entwickeln. Im klinischen Alltag ist dieser Effekt meist kein Grund für den Abbruch der Behandlung. Daher könnte die Selektivität der JAK1-Hemmung die potenziellen Toxizitäten einer Pan-JAK-Blockade minimieren. Trotz dieser theoretischen Annahmen schienen randomisiert-kontrollierte Studien eine allgemeine Überschneidung im Sicherheitsprofil zwischen den verfügbaren JAK-Inhibitoren zu zeigen, unabhängig von der JAK-Selektivität [25].

Das Risiko einer Infektion unter JAK-Inhibitoren ist vergleichbar mit bDMARDs – mit einer Ausnahme: Das Risiko einer Infektion mit dem Varicella-Zoster-Virus (VZV) bzw. dessen Reaktivierung als klinisch manifester Herpes zoster ist erhöht. Dieser Klasseneffekt bei den JAK-Inhibitoren könnte auf die Auswirkungen auf die IFN- oder IL-15-Signalisierung zurückzuführen sein, wobei letzteres ein Schlüsselzytokin für die NK-Zell-Homöostase ist. Die Anzahl der NK-Zellen war bei z.B. Tofacitinib-behandelten Patienten jedoch nur mäßig reduziert und korrelierte nicht mit dem Infektionsrisiko. In diesem Zusammenhang zeigt sich interessanterweise, dass Filgotinib-behandelte Zellen eine weniger potente Hemmung auf die NK-Zellproliferation aufwiesen und sich in Studien zeigte, dass die Rate an Herpes zoster-Infektionen niedriger ist als bei den anderen JAK-Inhibitoren (TOFA, BARI, UPA). Ebenfalls zeigte sich in Filgotinib behandelten Zellen eine geringere Hemmung von IFN-γ-induziertem pSTAT1, welches ebenfalls einen positiven Einfluss auf die Virusabwehr darstellen könnte [26]. Dennoch sollten alle Patienten wenn möglich vor Gabe eines JAK-Hemmers gegen Herpes zoster geimpft werden.

Da IFNs, IL-12 und andere Zytokine zur Eliminierung und Zerstörung von Tumoren beitragen, könnte eine längere Blockade der JAK-STAT-Signalisierung die Tumorentwicklung fördern. Die Auswertung der ORAL Surveillance-Studie von Tofacitinib könnte diesbezüglich neue Erkenntnisse generieren.

Auch Erhöhungen des Gesamtcholesterinspiegels, des LDL-Cholesterins, und des HDL-Cholesterins wurden in klinischen Studien von JAK-Inhibitoren beobachtet. Diese Veränderungen wurden auch unter dem IL-6-Rezeptor (IL-6R)-Blocker Tocilizumab beobachtet. IL-6 fördert die Insulinresistenz und verteilt Fettsäuren aus dem Blut auf peripheres Gewebe und senkt somit die Serumlipide. Daher wird diskutiert, ob behandlungsinduzierte Veränderungen des Lipidspiegels mit den Raten von Herz-Kreislauf-Erkrankungen korrelieren. Die Ergebnisse klinischer JAK-Hemmer-Studien und Langzeitverlängerungsdaten deuteten bisher nicht auf ein erhöhtes Risiko für Herz-Kreislauf-Erkrankungen hin. Auf der anderen Seite zeigt sich unter der Therapie mit JAK-Inhibitoren eine Veränderung der metabolischen Eigenschaften weißer Adipozyten hin zu braunem Fettgewebe. Hierbei wird die Atemkette entkoppelt und die mitochondriale Aktivität gesteigert: ein Mechanismus, mit dem die JAK-Blockade das kardiovaskuläre Risiko reduzieren könnte. Selbstverständlich sind die metabolischen Auswirkungen der JAK-Blockade komplex und verdienen weitere Aufmerksamkeit.

Interessant ist auch die gute Wirksamkeit der JAK1-selektiven Substanzen (FIL und UPA) bei der Psoriasis-Arthritis trotz fehlender direkter Hemmung auf den IL-23/IL-17 Signalweg (☞ Kap. 4.).

1.3. Immunrezeptor-Signalwege: SYK und BTK

SYK (*spleen tyrosine kinase*) ist eine Tyrosinkinase, die im Kontext humoraler Immunantworten in der RA-Pathogenese eine wichtige Rolle spielt (☞ Abb. 1.2). So ist SYK sowohl an der Antigenerkennung durch autoreaktive B-Lymphozyten über die Vermittlung von Signalen des B-Zell-Rezeptors (BCR) als auch der Aktivierung von Makrophagen, Osteoklasten, Synovialfibroblasten, Neutrophilen und Mastzellen über den Fc-Rezeptor (FCR) beteiligt [27]. Die Ligandenbindung an den BCR bzw. FCR initiiert eine aktivierende Phosphorylierung zytoplasmatischer Rezeptordomänen an den sogenannten ITAM-Motiven (*immunoreceptor tyrosin-based activation motif*). Die SYK-Kinase kann daraufhin an die phosphorylierten ITAM-Domänen der Igα- und Igβ-Untereinheiten des BCR binden und erfährt eine katalytische Aktivierung durch Konformationsänderung. Die über FCR in Neutrophilen und Makrophagen aktivierte SYK ist daraufhin in der Lage, eine Vielzahl nachgeordneter Substrate zu phosphorylieren, z.B. die Adaptermoleküle VAV, LAT und SLP76, und induziert damit die Ausbildung von Signaltransduktionskomplexen, die zur Aktivierung weiterer Signalmoleküle z.B. der Phospholipase C (PLC) mit einer resultierenden Ca^{2+}-Mobilisation und nachfolgend auch der Proteinkinase C (PKC) führen. Die über SYK aktivierten Signaltransduktionskaskaden schließen auch den MAP-Kinase (Mitogen Aktivierte Protein-Kinase)-Weg mit JNK und ERK (☞ unten) ein und resultieren in der Bildung und Freisetzung proinflammatorischer Lipidmediatoren und Zytokine. In B-Zellen führt die Liganden-induzierte ITAM-Phosphorylierung des BCR über Src-Kinasen zur SYK-Aktivierung, die durch Rekrutierung der Adaptermoleküle CIN85 und BLNK sowie weiterer Kinasen die Bildung eines Signalosomkomplexes präzipitiert. BLNK koordiniert in diesem Proteinkomplex die Phosphorylierung und Aktivierung der Bruton-Tyrosinkinase (BTK) und der PLC. Über die weitere Verknüpfung mit nachgeordneten Signalwegen resultiert

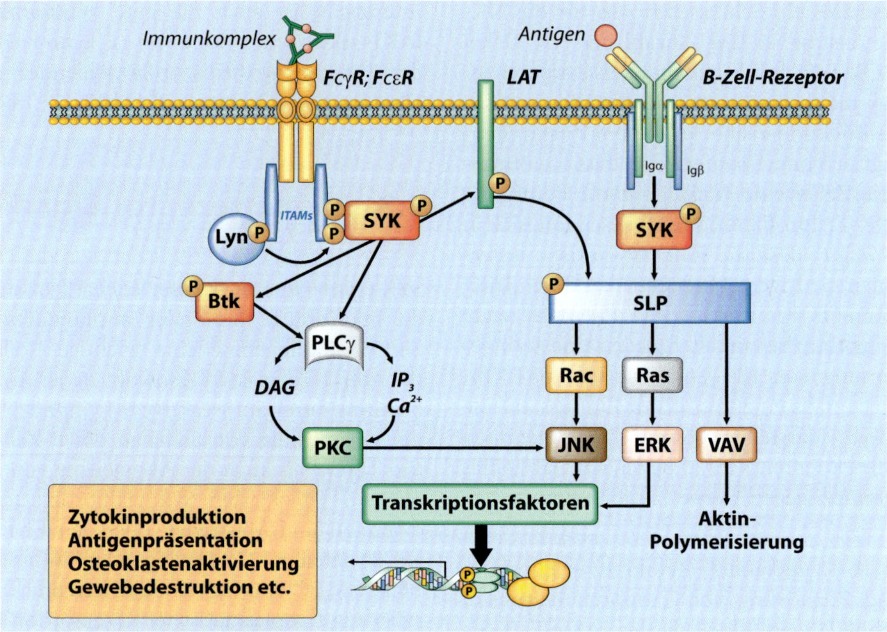

Abb. 1.2: Immunrezeptor-vermittelte Signalwege: SYK *(spleen tyrosin kinase)* und BTK (Bruton-Tyrosinkinase). Darstellung modifiziert nach [41]. Weitere Abkürzungen ☞ Text.

aus dieser proximalen BCR-Signalgebung die Aktivierung von NF-κB-, PI3K-, MAPK-, NFAT- und RAS-Signalwegen, die das Überleben und die Proliferation von B-Zellen fördern. In der RA konnte eine gesteigerte Expression von SYK in den Synovialfibroblasten der Deckzellschicht nachgewiesen werden. Darüber hinaus belegen funktionelle Studien, dass SYK eine kritische Rolle in der TNF-α-induzierten Aktivierung der c-Jun-N-terminal-Kinase (JNK) spielt. So konnte der SYK-spezifische Inhibitor R406 die durch TNF-α in Synovialfibroblasten induzierte Phosphorylierung der MAPK-JNK inhibieren, ohne den MAPK-Signalweg über p38 zu beeinflussen. Aus der spezifischen Blockade des SYK-JNK-Signalweges durch R406 resultierte eine Suppression der Aktivierung des Transkritionsfaktors AP1 (*activator protein* 1) und damit die komplette Hemmung der TNF-α-induzierten Expressionssteigerung der an der Knorpelmatrixdestruktion beteiligten Matrixmetalloproteinase 3 in den Synovialfibroblasten [28]. Über diese Hemmung der Zytokin-induzierten Expressionssteigerung eines an der Gelenkdestruktion beteiligten Enzyms in Synovialfibroblasten hinaus, konnte für R406 auch gezeigt werden, dass es die MCSF- und RANKL-abhängige Osteoklastendifferenzierung von Knochenmarkmakrophagen hemmen kann. Somit demonstrieren diese präklinischen Daten das therapeutische Potential der SYK-Inhibition sowohl hinsichtlich einer antiinflammatorischen Wirkung als auch einer Hemmung der Knorpel- und Knochenerosion. In der Kollagen II-induzierten Arthritis der Ratte konnte eine Korrelation zwischen dem Ausmaß der SYK-Expression und der Ausprägung des Entzündungszellinfiltrates in der Synovialmembran nachgewiesen werden. Die Gabe des SYK-Inibitors R406 führte entsprechend zu einer effizienten Hemmung der experimentellen Arthritis, der Pannusbildung sowie von Knorpel- und Knochendestruktion. R-406 ist der aktive Metabolit, der intestinal aus der oral verabreichten Wirkstoffvorstufe Fostamatinib entsteht. Fostamatinib wurde in einem klinischen Studienprogramm der Phase III in der RA getestet. Ergebnisse der Phase II-Studien konnten eine gute Wirksamkeit bei Patienten mit inadäquatem Therapieansprechen auf eine MTX-Therapie nachweisen [29]. An unerwünschten Wirkungen waren Diarrhoen, Neutropenien, eine erhöhte Rate von Atemwegsinfekten sowie Blutdruckerhöhungen aufgetreten. In einer weiteren Phase II-Studie an RA-Patienten mit vorausgehendem Therapieversagen auf eine Biologikatherapie konnten keine signifikanten Unterschiede zur Placebogruppe nachgewiesen werden, wobei allerdings die Ansprechraten der Placebogruppe unerwartet hoch waren und die Baselinecharakteristika für die Verumgruppe einen höheren Anteil schwerer erkrankter bzw. therapierefraktärer Patienten auswiesen. Insgesamt sprachen die vorläufigen Daten für ein therapeutisches Potential der SYK-Inhibition in der Therapie der RA. In der weiteren Auswertung von OSKIRA-2 und OSKIRA-3 (unzureichendes Ansprechen auf MTX und TNF-alpha-Blocker) waren die Ergebnisse nicht überzeugend genug, um weiter in die Entwicklung des Medikaments zu investieren.

Die oben eingeführte Nicht-Rezeptor-Tyrosinkinase BTK wurde ursprünglich im Rahmen der Aufklärung des genetischen Defektes der X -chromosomal vererbten Agammaglobulinämie als von der kausalen Mutation betroffenes Zielgen identifiziert. Trotz der zentralen Bedeutung für die Signaltransduktion des B-Zell-Rezeptors ist die Expression von BTK nicht auf die B-Lymphozyten limitiert, sondern auch in Neutrophilen, Mastzellen, Monozyten und Makrophagen nachweisbar [30]. Der Signalweg von BTK führt über die Phosphorylierung von PLC und Aktivierung von PKC zur nachfolgenden Aktivierung von Transkriptionsfaktoren wie NFAT und NF-κB. Für Ibrutinib (PCI-32765), einem spezifischen Inhibitor mit kovalenter Bindung an die ATP-Bindungsdomäne von BTK in klinischer Entwicklung für die Therapie von B-Zell-Lymphomen, konnte auch im präklinischen murinen Arthritismodell der Kollagen-II-induzierten Arthritis (CIA) ein therapeutisches Potential nachgewiesen werden [31]. Darüber hinaus erwies sich Ibrutinib auch als wirksamer Inhibitor einer durch den Transfer von Kollagen-II-spezifischen Antikörpern induzierten Arthritis, d.h. einem Immunkomplex-mediierten Erkrankungsmodell, das unabhängig von der Autoantikörperproduktion durch B-Zellen ist. In begleitenden *in vitro*-Studien zur Fc-Rezeptor vermittelten Stimulation muriner und humaner Monozyten/Makrophagen sowie humaner Mastzellen konnte der inhibitorische Effekt von Ibrutinib auf die Immunkomplex-induzierte Freisetzung von Entzündungsmediatoren (Monozyten: TNF-α, IL-1β und IL-6; Mastzellen: Histamin, PGD2, TNF-α, IL-8 und MCP-1) belegt werden und damit sein Potential über die Wirkung auf autoreaktive B-Lymphozyten hinaus auch auf andere relevante Effektorzellpopulationen der RA zu supprimieren. Aufgrund überzeugender Studienergebnisse wurde Ibrutinib und Idelalisib durch die EMA zugelassen. Ibrutinib wird u.a. zur Behandlung der chronisch lymphatischen Leukämie (CLL) sowie des Mantelzelllymphoms, Idelalisib u.a. zur Behandlung der CLL und des follikulären Lymphoms zugelassen. Es bleibt abzuwarten, ob sich der BTK-abhängige Signalweg als ein erfolgversprechendes Ziel zukünftiger pharmakologischer Therapieinterventionen in der Rheumatologie erweisen wird.

1.4. Mitogen-aktivierte Protein Kinasen: MAPK-Signalwege

Für den Signalweg der Serin/Threonin-Mitogen-aktivierten Protein Kinasen (MAPK) konnte eine Aktivierung im Rahmen der RA nachgewiesen werden. Der MAPK-Weg ist konstitutiver Bestandteil der Signaltransduktion spezifischer Rezeptoren von Zytokinen (u.a. TNF-α) sowie von Rezeptorstrukturen des angeborenen Immunsystems (z.B. *Toll-like*-Rezeptoren), die der Perzeption sogenannter Alarmine (*Pathogen associated molecular patterns* [PAMPs] bzw. *Danger-associated molecular patterns* [DAMPs]) im Kontext von Infektion, Immunität und Gewebedestruktion dienen [32]. Die Liganden-induzierte Rezeptoraktivierung initiiert sequenzielle Phosphorylierungen der Effektorkinasen durch die jeweilig in der hierarchischen Struktur der Signalkaskade vorgeordnete Kinase. So aktivieren die MAPK-Kinase-Kinasen zunächst die MAPK-Kinasen, die ihrerseits im nachfolgenden Schritt MAPK phosphorylieren (☞ Abb. 1.3).

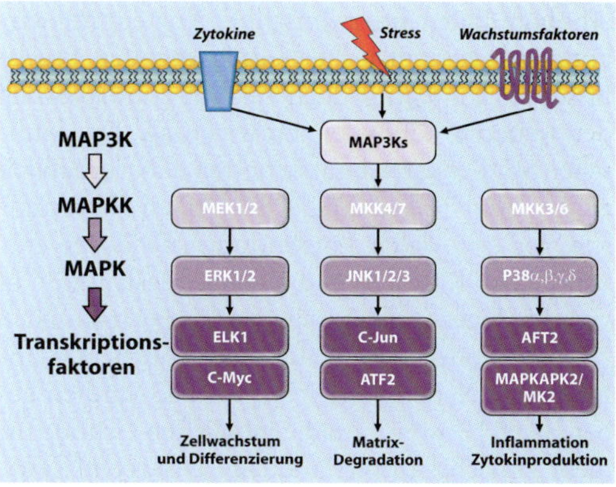

Abb. 1.3: Aktivierung des MAPK (Mitogen-aktivierte Proteinkinasen)-Signalweges. Darstellung modifiziert nach [32]. Weitere Abkürzungen ☞ Text.

Über die katalytischen Wirkungen der MAPK erfolgt schließlich die Aktivierung verschiedener Transkriptionsfaktoren. Zu den MAPK gehören u.a. die Kinasen ERK 1 und 2 (*extracellular signal-regulated kinase*), die in der Signaltransduktion von Wachstumsfaktor- und Zytokin-Rezeptoren von Bedeutung sind und zur Aktivierung der Transkriptionsfaktoren ELK-1 und c-Myc führen. Die MAPK p38-α und -β werden typischerweise über *Toll-like*-Rezeptoren oder im Rahmen von Zytokin- bzw. durch oxidativen Stress induzierte Signalwege aktiviert. So wurde postuliert, dass dem p38-MAPK-Signalweg eine wichtig Rolle für die Vermittlung inflammatorischer Wirkungen des TNF-α in der RA-Pathogenese zukommt. Diese Hypothese stützte sich wesentlich auf die nachfolgenden Befunde:

1. Es konnte eine starke p38-MAPK-Aktivierung in der RA-Synovialmembran insbesondere in der für die Entwicklung eines aggressiv infiltrativen Pannusgewebes relevanten synovialen Deckzellschicht sowohl in den Fibroblasten als auch in monozytär differenzierten Zellen und im Gefäßendothel, das funktionell für die Emigration von Entzündungszellen aus der Zirkulation bedeutsam ist, nachgewiesen werden [33].

2. Für die p38-MAPK war die Beteiligung an der Expressionsregulation proinflammatorischer Zytokine belegt. Aufgrund der wichtigen Funktion der MAPK in der Übertragung pathogenetisch relevanter Signale sind Versuche ihrer selektiven pharmakologischen Blockade in klinischen Studien zur Therapie der RA unternommen worden. Die aufgrund unzureichender Wirksamkeit und erhöhter Raten unerwünschter Arzneimittelwirkungen insgesamt bisher enttäuschenden Ergebnisse führten dann jedoch vielfach zum Abbruch der weiteren klinischen Entwicklung. Die klinischen Studiendaten kontrastierten dabei erheblich zu den zum Teil sehr eindrucksvollen Hemmungen der synovialen Entzündung sowie der entzündlichen Knorpel- und Knochendestruktion in verschiedenen präklinischen tierexperimentellen Arthritismodellen durch unterschiedliche p38-Inhibitoren. Neuere tierexperimentelle Studien geben dabei Hinweise auf die möglichen Gründe für diese zunächst unverständliche Diskrepanz zwischen den vielversprechenden präklinischen Befunden und den negativen klinischen Studienergebnissen für die p-38-Kinaseinhibitoren und weisen mögliche neue Wege der therapeutischen Modulation der MAPK-Signalwege [33]. So konnte in zwei murinen experimentellen Arthritismodellen und begleitenden *in vitro*-Studien gezeigt werden, dass p38 auch antiinflammatorische Wirkungen vermittelt. Eine genetisch manipulierte Mauslinie mit selektiver p38-Defizienz in den Makrophagen entwickelte im Vergleich zum Wildtyp-Stamm sowohl in einem akuten als auch chronischen Arthritismodell eine Erkrankung mit höherer Krankheitsaktivität und einem schwerer erosiven Verlauf. Die p38-Defizienz führte dabei in den Makrophagen zu einer supprimierten Expression der im MAPK-Weg regulatorisch wirkenden Phosphatase DUSP-1 (*dual-specificity phosphatase* 1) mit der Folge einer erhöhten Aktivität anderer MAPK wie ERK und JNK sowie einer reduzierten Bildung des antiinflammatorischen Zytokins IL-10. Dieser funktionelle Kontext von p38 in einem zellspezifischen antiinflammatorischen Regulationsmechanismus könnte den limitierten Nutzen einer p38-Blockade in der Therapie der RA, in der Makrophagen eine zentrale pathogenetische Bedeutung zukommt, erklären. In analogen tierexperimentellen Studien von Mauslinien mit genetischer Defizienz für die der p38-Kinase im MAPK-Weg vorgeschalteten Kinase-Kinasen (MKK) konnte darüber hinaus aber gezeigt werden, dass MKK-3 und MKK-6 eine kritische proinflammatorische Wirkung in der Arthritispathogenese zukommt. Diese in der Signaltransduktion vorgeordnete Hierarchieebene repräsentiert daher potenziell neue Zielstrukturen für die pharmakologische Entwicklung selektiver Inhibitoren des MAPK-Weges unter Vermeidung der unerwünschten proinflammatorischen Folgen einer p38-Blockade.

Auch im MAPK-Signalweg von JNK scheint es komplexe Interaktionen zu geben, die nicht nur proinflammatorische Wirkungen vermitteln, sondern auch für antiinflammatorische Reaktionsmuster relevant sind und daher im Hinblick auf die Entwicklung therapeutischer Kinaseinhibitoren beachtet werden müssen [34]. So exististieren zwei Isoformen der JNK-Kinase JNK1 und JNK2, deren Funktion in arthritogenen immunmediierten Inflammationsreaktionen distinkt zu sein scheint. Während JNK1-defiziente Mäuse gegen die Induktion der Kollagen II-Arthritis und der K/BxN-Serumtransfer-Arthritis relativ geschützt sind und nur eine milde Arthritis mit reduzierten klinischen und histologischen Scores gegenüber der Wildtyp-Vergleichsgruppe entwickeln, führt die funktionelle Ausschaltung von JNK2 in entsprechend genetisch manipulierten Mäusen zu aggravierten Arthritisverläufen in beiden Modellen. Weitere Hinweise auf die differenten Wirkungen der JNK-Isoformen ergeben sich aus begleitenden funktionellen Studien. So ist in den JNK1-defizienten Tieren die TLR-4-abhängige Heraufregulation des co-stimulatorischen Moleküls CD86 reduziert mit der Folge einer kompromittierten Antigen-spezifischen T-Zellaktivierung. Ein funktionell intaktes JNK1 ist offenbar aber auch für Effektorfunktionen von Makrophagen jenseits der Antigenpräsentation an T-Zellen relevant, da der Transfer von Makrophagen aus Wildtyp-Mäusen die Protektion JNK1-defizienter Tiere gegen die von der T-Zellaktivierung unabhängige K/BxN-Serum-induzierte Arthritis vollständig aufheben konnte mit dem Resultat, dass sie das Vollbild der schweren erosiven Immunkomplex-Arthritis entwickelten. Diese Studien zeigen, dass den JNK eine funktionell bedeutsame Rolle in Makrophagen-vermittelten Inflammationsreaktionen zukommt. Im Hinblick auf die Entwicklung pharmakologischer Kinaseinhibitoren in der Arthritistherapie lassen die Studienergebnisse eine selektive JNK1-Blockade gegenüber einer Breitspektruminhibition unter Einschluss von JNK2 erfolgversprechender erscheinen. Im Kontext der Entwicklung neuer therapeutischer Interventionsstrategien gilt es allerdings auch frühzeitig potentielle Sicherheitsrisiken zu beachten, und in dieser Hinsicht ist als Caveat für die JNK-Blockade zu berücksichtigen, dass JNK auch von zentraler Bedeutung für Apoptoseprozesse ist und JNK-defiziente Mäuse eine erhöhte Rate von Hauttumoren unter 12-O-Tetradecanoylphorbol-13-Acetat (TPA)-Exposition aufweisen [35].

1.5. Phosphatidylinositol-3-Kinase-Signalweg

Phosphatidylinositol-3-Kinasen (PI3K) sind heterodimere Enzyme bestehend aus regulatorischen und isomeren katalytischen p110 Untereinheiten. Klasse IA PI3Ks (α, β und δ) werden über die signalinduzierte Rekrutierung von regulatorischen Untereinheiten an aktivierte Rezeptoren von Wachstumsfaktor-, Zytokin- und Antigenrezeptoren aktiviert. Die Aktivierung von Klasse IB PI3Ks erfolgt dagegen über die direkte Bindung der katalytischen Domänen an G-Protein gekoppelte Rezeptoren z.B. Chemokinrezeptoren (☞ Abb. 1.4). Der Aktivierungsprozess sowohl von Klasse IA als auch IB PI3Ks kann durch Interaktionen mit GTPasen der RAS-Familie gefördert werden. Die resultierende Bildung von phosphorylierten Lipidmetaboliten (Phosphatidylinositol-Phosphate: PtdinsPs) rekrutiert und aktiviert Proteine, die PH (Plekstrin Homologie)-Domänen enthalten. Ziel-

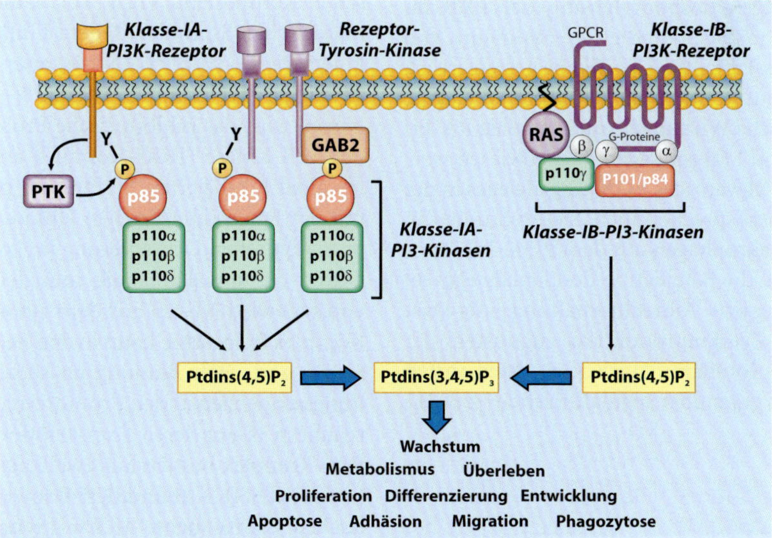

Abb. 1.4: Übersicht über die Aktivierung PI3K (Phosphatidylinositol-3-Kinase)-abhängiger Signalwege. Darstellung modifiziert nach [42]. Weitere Abkürzungen ☞ Text.

strukturen der Bindung aktivierender PtdinsPs (Ptdins(3,4,5)P_3) sind Aktivatoren von Rho-GTPasen im Rahmen chemotaktischer Antworten, PDK1 (*phosphoinositide dependent kinase* 1), und PKB (*Protein Kinase B; Synonym: Akt*). PKB vermittelt eine Vielzahl von PI3K-abkängigen zellulären Mechanismen der Aktivierung, des Überlebens und der Proliferation durch phosphorylierungsabhängige regulatorische Wirkungen auf IKK (Inhibitorische κB-Kinase; ☞ NF-κB-Signalweg), das pro-apoptotische, zur Bcl-2 Familie gehörige Protein Bad (Bcl-2/Bcl-XL-Antagonist), die Glykogen-Synthase-Kinase-3, den mTOR (*Mammalian Target of Rapamycine*)-Signalweg und FoxO (*Forkhead box O*)-Transkriptionsfaktoren.

Ein regulatorisch wirkender Antagonist des PI3K-Signalweges ist die Tumor-Suppressor-Lipid-Phosphatase PTEN (Phosphatase und Tensin Homolog), die verschiedene PtdinsPs hydrolysieren und die aktivierte PKB (Akt) dephosphorylieren kann.

Die Inhibition des PI3K-Signalweges supprimiert adaptive Immunantworten und hat protektive Effekte in tierexperimentellen Arthritismodellen. Initiale Studien in der RA weisen auf eine Bedeutung des PI3K-Signalweges in den Synovialfibroblasten hin. So konnte gezeigt werden, dass die mRNA-Expression der regulatorisch wirkenden Phosphatase PTEN in der invasiven Deckzellschicht der RA-Synovialmembran deutlich reduziert und die PI3K-abhängige Phosphorylierung der PKB im Vergleich zu analogen Studien im Synovium von Osteoarthritis-Patienten signifikant gesteigert ist. Darüber hinaus konnten *in vitro* PI3k-abhängige antiapoptotische Wirkungen auf synoviale RA-Fibroblasten und Makrophagen nachgewiesen werden. Für die Relevanz des PI3K-Signalweges in der RA-Pathogenese sprechen auch *in vitro*-Studien an synovialen Makrophagen mit dem PI3K-Inhibitor LY294002, die die Beteiligung des Signalweges an der Entstehung bzw. Aufrechterhaltung einer Dysbalance der Zytokinproduktion zugunsten der Dominanz proinflammatorischer Mediatoren (z.B. TNF-α) gegenüber regulatorischen (z.B. IL-10) belegen.

1.6. Der NF-κB-Signalweg

Die NF-κB-Familie transkriptioneller Aktivatoren [36] dient der Homöostase vielfältiger zellulärer Funktionen insbesondere im Kontext von Differenzierung, Proliferation und Apoptose und reguliert die Expression einer Reihe von Zytokinen mit zentraler Bedeutung für die Pathogenese der RA wie z.B. IL-1β, TNF-α oder IL-6 (☞ Abb. 1.5).

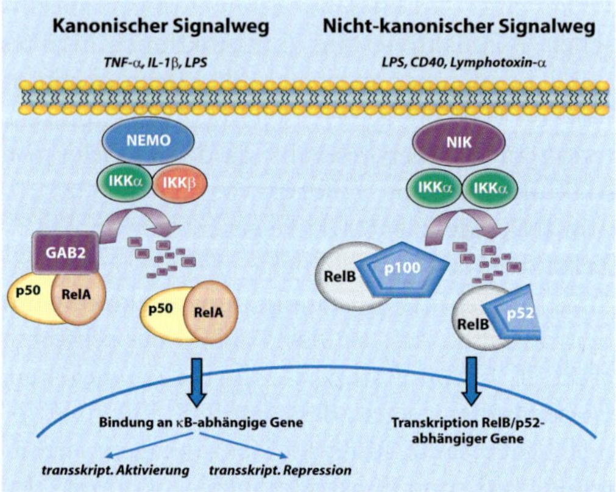

Abb. 1.5: Übersicht über den kanonischen und nicht-kanonischen NFκB-Signalweg. Darstellung modifiziert nach [37].

In den meisten Zellen liegt die transkriptionell aktive NF-κB-Komponente in einem zytoplasmatisch lokalisierten Komplex mit einer inhibitorischen Komponente (IκB) vor. Unter proinflammatorischen Stimuli, z.B. dem Einfluss von Zytokinen wie IL-1β oder TNF-α, aber auch doppelsträngiger DNA oder chemisch-physikalischer Noxen wird das inhibitorische Protein IκB durch den IκB-Kinase (IKK)-Komplex an zwei aminoterminal lokalisierten Serinresten phosphoryliert mit der Folge einer raschen Ubiquitinierung und proteolytischen Degradierung im 26S-Proteasom. Durch die signalabhängig induzierte Proteolyse von IκB wird NF-κB aus dem zytoplasmatischen Komplex freigesetzt, kann in den Zellkern translozieren und nach Bindung an spezifische Erkennungssequenzen in den Promoterregionen NF-κB regulierter Gene deren Transkription steigern. Der IKK-Komplex besteht aus zwei katalytischen Untereinheiten IKK-α und IKK-β sowie der regulatorischen Komponente IKK-γ (Synonym: NF-κB *essential modulator* [NEMO]). Die Kinaseaktivität der beiden katalytischen IKK-Untereinheiten kann durch eine Vielzahl von NF-κB Aktivatoren wie z.B. TNF-α unter Vermittlung vorgeschalteter Kinasen wie NIK oder ERK-Kinase-Kinase 1,3 stimuliert werden. Es existieren zwei NF-κB-Signalwege [37]: Der sogenannte kanonische Signalweg wird durch inflammatorische Stimuli wie TNF-α oder Liganden von TLRs wie z.B. Lipopolysaccharid (LPS) aktiviert und ist daher von Bedeutung für die angeborene Immunität. Dieser Signalweg ist kritisch abhängig von den IKK-Untereinheiten IKK-β und NEMO und führt zur raschen Degradation von IκB. Der alternative nicht-kanonische NF-κB Signalweg ist u.a. involviert in die Signaltransduktion des BAFF-Rezeptors und von CD40 und von Bedeutung für die lymphoide Organogenese. Für den alternativen Weg sind die IKK-α-Untereinheit und seine vorgeschaltete Kinase NIK kritisch, während IKK-β und NEMO nicht beteiligt sind. Die Aktivierung des alternativen Weges führt zur langsamen partiellen Degradation der NF-κB-Vorläufer-Untereinheit p100 und zur Assoziation des prozessierten Produktes mit Rel B, einem weiteren Mitglied der NF-κB-Familie. Dieser Komplex transloziert dann als transkriptionell aktive Effektorkomponente des alternativen Signalweges in den Zellkern. Experimentelle Arthritismodelle belegen die zentrale Bedeutung des NF-κB-Signalweges für die Arthritispathogenese. So sind IKK-defiziente Mäuse gegen die Induktion der Antigen-induzierten Arthritis resistent. Darüber hinaus wurde im Modell der Adjuvans-Arthritis in der Ratte gezeigt, dass die lokale intraartikuläre Gabe eines Zellmembran-permeablen NEMO-bindenden Peptids (NBP) zu einer deutlichen Reduktion der lokalen Freisetzung proinflammatorischer Zytokine (IL-1β und TNF-α) in der Synovialmembran sowie einer verminderten Infiltration mit Entzündungszellen führt. Diese antiinflammatorische Wirkung der Blockade der kanonischen NF-κB-Aktivierung war auch mit einer Inhibition der radiologischen Gelenkdestruktion verbunden. Begleitende *in vitro*-Studien von RA-Makrophagen, -Synovialfibroblasten und -Synovialgewebe wiesen analoge inhibierende Wirkungen des NBP auf die IL-1β induzierte Aktivierung der IκB-Phosphorylierung und Zytokinproduktion (IL-6, TNF-α) und damit die prinzipielle Möglichkeit der antiarthritischen Wirkung einer selektiven NF-κB-Blockade nach [38]. Darüber hinaus belegen experimentelle Evidenzen die Bedeutung der NF-κB-Aktivierung für die Entwicklung der synovialen Hyperplasie über die Vermittlung proliferationsfördernder und antiapoptotischer Wirkungen in den Synovialfibroblasten. So wirkt NF-κB als positiver Wachstumsregulator in den FLS einerseits über die Induktion des Protoonkogens c-Myc und von Cyclin D, die für die Zellzyklusprogression kritisch sind und andererseits über die gleichzeitige Hemmung der pro-apoptotischen Effekte von c-Myc. Da nun c-Myc im RA-Synovium sehr stark heraufreguliert ist, kann der nachweisbar ebenfalls stark aktivierte NF-κB-Weg in diesem Sinne über die proliferationsfördernden und antiapoptotischen Synergismen mit c-Myc erheblich zur synovialen Hyperplasie in der RA beitragen. Die antiapoptotischen Wirkungen von NF-κB wirken aber auch den Effekten anderer proapoptotischer Stimuli wie z.B. TNF-α als Aktivator des kanonischen NF-κB-Weges entgegen. So schützt die NF-κB-Aktivierung RA-Synovialfibroblasten vor den zytotoxischen TNF-α-Effekten, während die Hemmung von NF-κB durch einen Proteasominhibitor (mit Hemmwirkung auf den proteasomalen Abbau von I-κB) zu einer Steigerung der Apoptoserate der FLS in einem experimentellen Arthritismodell führte. Diese Studien sprechen für eine kritische Bedeutung von NF-κB in der Protektion der FLS gegen apoptische Stimuli in der RA-Synovialmembran. Aufgrund der vielfältigen für die RA-Pathogenese relevanten NF-κB-Wirkungen erscheint eine pharmakologische Blockade dieses zentralen Signalweges prinzipiell therapeutisch vielversprechend, jedoch stehen einer generellen NF-κB-Inhibition relevante Nebenwirkungspotentiale aufgrund essentieller physiologischer Funktionen nicht nur in der protektiven Immunität, sondern auch in verschiedenen Organsystemen wie z.B. dem ZNS entgegen. Möglichkeiten der therapeutischen Anwendung ergeben sich perspektivisch über die Entwicklung von NF-κB-Inhibitoren, die eine Zelltyp-spezifische Wirkung entfalten. So wurde ein prototypischer, rekombinanter NF-κB-Blocker entwickeln, der selektiv NF-κB in aktivierten Endothelzellen hemmt und seine therapeutische Effizienz hinsichtlich klinischer Manifestationen, aber auch der Protektion gegen die histologisch nachweisbare Gewebedestruktion in zwei murinen Arthritismodellen (Antigen-induzierte Arthritis, K/BxN-Serumtransfer-Arthritis) unter Beweis gestellt hat [39].

1.7. Zusammenfassung

Der Überblick über pathogenetisch relevante Signalwege der RA zeigt die Komplexität der Übertragung der im chronischen Inflammationsprozess induzierten Signale. Notwendigerweise erfordert die Thematik eine vereinfachende Darstellung der tatsächlichen Vielfalt von Reaktionsmöglichkeiten nicht nur aus Gründen der Übersichtlichkeit, sondern auch als Tribut an das noch fehlende Wissen. So sind z.B. unsere Kenntnisse hinsichtlich der Frage, wie sich parallele Aktivierungen unterschiedlicher Signalwege in ihren Interaktionen funktionell auf das Entzündungsgeschehen *in vivo* auswirken, noch limitiert. Trotz der noch offenen Fragen ist es jedoch bereits gelungen, eine Reihe von Substanzen zu entwickeln, die über die Hemmwirkung distinkter Kinasen voraussagbare antiinflammatorische Wirkungen sowohl *in vitro* als auch *in vivo* zeigen. Klinische Erfahrungen mit selektiven Kinaseinhibitoren sind gegenwärtig ermutigend im Hinblick auf die Eröffnung völlig neuer therapeutischer Optionen. Einige der in der Übersicht genannten a priori nicht erwarteten funktionellen Zusammenhänge in der Signaltransduktion und der assoziierten Problematik einer unsicheren Voraussagbarkeit der Effekte pharmakologischer Blockaden wie z.B. die anti-inflammatorischen Wirkungen von p38 oder JNK2 sollten aber auch Beispiele sein, die dazu mahnen, potentiell unerwünschte Wirkungen der therapeutischen Blockade dieser komplexen Signalwege in der Langzeitanwendung sorgsam in Blick zu behalten.

1.8. Literatur

1. Neumann E, Lefèvre S, Zimmermann B, Gay S, Müller-Ladner U. Rheumatoid arthritis progression mediated by activated synovial fibroblasts. Trends Mol Med. 2010;16:458-68.

2. McInnes IB, Schett G. The pathogenesis of rheumatoid arthritis. N Engl J Med. 2011;365:2205-19.

3. Frommer KW, Geyer M, Firestein GS. Intracellular signaling transduction pathways. Potential targets in the treatment of rheumatic diseases. Z Rheumatol. 2012;71: 460-7.

4. Page TH, Smolinska M, Gillespie J, Urbaniak AM, Foxwell BM. Tyrosine kinases and inflammatory signalling. Curr Mol Med. 2009;9:69-85.

5. Sato F, Tsuchiya S, Meltzer SJ, Shimizu K. MicroRNAs and epigenetics. FEBS J. 2011;278:1598-609.

6. Abplanalp WT et al., Efficiency and Target Derepression of Anti-miR-92a: Results of a first in Human Study. Nucleic Acid Ther. 2020;30(6):335-345.

7. Ghoreschi K, Laurence A, O'Shea JJ. Janus kinases in immune cell signaling. Immunol Rev. 2009;228:273-87.

8. Yoshimura A, Suzuki M, Sakaguchi R, Hanada T, Yasukawa H. SOCS, Inflammation, and Autoimmunity. Front Immunol. 2012;3:20.

9. van Vollenhoven RF. Small molecular compounds in development for rheumatoid arthritis. Curr Opin Rheumatol. 2013;25:391-7.

10. Feist E, Burmester GR. Small molecules targeting JAKs—a new approach in the treatment of rheumatoid arthritis. Rheumatology (Oxford). 2013;52(8):1352-7.

11. Kim Papp et al., Phase 2 Trial of Selective Tyrosine Kinase 2 Inhibition in Psoriasis, N Engl J Med 2018; 379:1313-1321.

12. Shi JG, Chen X, Lee F, Emm T, Scherle PA, Lo Y, Punwani N, Williams WV, Yeleswaram S. The pharmacokinetics, harmacodynamics, and safety of baricitinib, an oral JAK 1/2 inhibitor, in healthy volunteers. J Clin Pharmacol. 2014;54(12):1354-61.

13. Fridman JS, Scherle PA, Collins R, Burn TC, Li Y, Li J, Covington MB, Thomas B, Collier P, Favata MF, Wen X, Shi J, McGee R, Haley PJ, Shepard S, Rodgers JD, Yeleswaram S, Hollis G, Newton RC, Metcalf B, Friedman SM, Vaddi K. Selective Inhibition of JAK1 and JAK2 Is Efficacious in Rodent Models of Arthritis: Preclinical Characterization of INCB028050. J Immunol. 2010;184(9): 5298-5307.

14. Smolen JS, Genovese MC, Takeuchi T, et al. Safety profile of baricitinib in patients with active rheumatoid arthritis with over 2 years median time in treatment. J Rheumatol 2019;46(1):7-18.

15. Fachinformation RINVOQ®, Stand Januar 2021.

16. Fleischmann R, Pangan AL, Song IH, Mysler E, Bessette L, Peterfy C, Durez P, Ostor AJ, Li Y, Zhou Y, Othman AA, Genovese MC. Upadacitinib Versus Placebo or Adalimumab in Patients With Rheumatoid Arthritis and an Inadequate Response to Methotrexate: Results of a Phase III, Double-Blind, Randomized Controlled Trial Arthritis Rheumatol. 2019; 71:1788-1800.

17. Genovese MC et al. Safety and efficacy of upadacitinib in patients with active rheumatoid arthritis refractory to biologic disease-modifying anti-rheumatic drugs (SELECT-BEYOND): a double-blind, randomised controlled phase 3 trial. Lancet. 2018;391:2513-2524.

18. Smolen JS, Pangan AL, Emery P, Rigby W, Tanaka Y, Vargas JI, Zhang Y, Damjanov N, Friedman A, Othman AA, Camp HS, Cohen S.Upadacitinib as monotherapy in patients with active rheumatoid arthritis and inadequate response to methotrexate (SELECT-MONOTHERAPY): a randomised, placebo-controlled, double-blind phase 3 study. Lancet. 2019;393(10188):2303-11.

19. Combe B et al., Filgotinib versus placebo or adalimumab in patients with rheumatoid arthritis and inadequate response to methotrexate: a phase III randomised clinical trial. Ann Rheum Dis. 2021, Jan27: annrheumdis-2020-219214.

20. Namour F, Desrivot J, Van der Aa A, Harrison P, Tasset C, van't Klooster G. Clinical Confirmation that the Selective JAK1 Inhibitor Filgotinib (GLPG0634) has a Low Liability for Drug-drug Interactions. Drug Metabolism Letters 2016;10:38-48.

21. McDonnell AM, Dang CH. Basic review of the cytochrome p450 system. J Adv Pract Oncol. 2013;4(4):263-8.

22. Walsh DR, Nolin TD, Friedman PA. Drug Transporters and Na^+/H^+ Exchange Regulatory Factor PSD-95/Drosophila Discs Large/ZO-1 Proteins. Pharmacol Rev. 2015;67:656-680.

23. EPAR EMA Filgotinib Sept. 2020

24. Mease P et al. Efficacy and Safety of Deucravacitinib (BMS-986165), an Oral, Selective Tyrosine Kinase 2 Inhibitor, in Patients with Active Psroatic Arthritis: Results from a Phase 2, Randomized, Double-Blind, Placebo-Controlled Trail. ACR 2020, L03.

25. Winthrop KL. The emerging safety profile of JAK inhibitors in rheumatic disease. Nat Rev Rheumatol. 2017; 13(4):234-243.

26. Traves PG, Murray B, Campigotto F, Galien R, Meng A, Di Paolo JA. JAK selectivity and the implications for clinical inhibition of pharmacodynamic cytokine signalling by filgotinib, upadacitinib, tofacitinib and baricitinib. Ann Rheum Dis. 2021;80(7):865-875.

27. Pamuk ON, Tsokos GC. Spleen tyrosine kinase inhibition in the treatment of autoimmune, allergic and autoinflammatory diseases. Arthritis Res Ther. 2010;12: 222.

28. Cha HS, Boyle DL, Inoue T, Schoot R, Tak PP. A novel spleen tyrosine kinase inhibitor blocks c-Jun N-terminal kinase-mediated gene expression in synoviocytes. J Pharmacol Exp Ther 2006;317:571-578.

29. Weinblatt ME, Kavanaugh A, Genovese MC, Musser TK, Grossbard EB, Magilavy DB. An oral spleen tyrosine kinase (Syk) inhibitor for rheumatoid arthritis. N Engl J Med. 2010;363:1303-12.

30. Mohamed AJ, Yu L, Bäckesjö CM, Vargas L, Faryal R, Aints A, Christensson B, Berglöf A, Vihinen M, Nore BF, Smith CI. Bruton's tyrosine kinase (Btk): function, regulation, and transformation with special emphasis on the PH domain. Immunol Rev. 2009;228:58-73.

31. Chang BY, Huang MM, Francesco M, Chen J, Sokolove J, Magadala P, Robinson WH, Buggy JJ. The Bruton tyrosine kinase inhibitor PCI-32765 ameliorates autoimmune arthritis by inhibition of multiple effector cells. Arthritis Res Ther. 2011;13:R115.

32. Sweeney SE, Firestein GS. Primer: signal transduction in rheumatic disease—a clinician's guide. Nat Clin Pract Rheumatol. 2007;3:651-60.

33. Guma M, Hammaker D, Topolewski K, Corr M, Boyle DL, Karin M, Firestein GS. Antiinflammatory functions of p38 in mouse models of rheumatoid arthritis: advantages of targeting upstream kinases MKK-3 or MKK-6. Arthritis Rheum. 2012;64:2887-95.

34. Denninger K, Rasmussen S, Larsen JM, Orskov C, Seier Poulsen S, Sørensen P, Christensen JP, Illges H, Odum N, Labuda T. JNK1, but not JNK2, is required in two mechanistically distinct models of inflammatory arthritis. Am J Pathol. 2011;179:1884-93.

35. She QB, Chen N, Bode AM, Flavell RA, Dong Z. Deficiency of c-Jun-NH(2)-terminal kinase-1 in mice enhances skin tumor development by 12-O-tetradecanoylphorbol-13-acetate. Cancer Res. 2002;62:1343-8.

36. Hayden MS, Ghosh S. Shared principles in NF-kappaB signaling. Cell. 2008;132:344-62.

37. Brown KD, Claudio E, Siebenlist U. The roles of the classical and alternative nuclear factor-kappaB pathways: potential implications for autoimmunity and rheumatoid arthritis. Arthritis Res Ther. 2008;10:212.

38. Tas SW, Vervoordeldonk MJ, Hajji N, May MJ, Ghosh S, Tak PP. Local treatment with the selective IkappaB kinase beta inhibitor NEMO-binding domain peptide ameliorates synovial inflammation. Arthritis Res Ther. 2006;8:R86.

39. Sehnert B, Burkhardt H, Wessels J, Schröder A, May MJ, Vestweber D, Zwerina J, Warnatz K, Nimmerjahn F, Schett G, Dübel S, Voll RE. A novel NF-kB inhibitor targeted to activated endothelium demonstrates a critical role of endothelial NF-kB in immune-mediated diseases. Proc Natl Acad Sci USA 2013;110(41):16556-61.

40. Shuai K, Liu B. Regulation of JAK-STAT signalling in the immune system. Nature Rev Immunol. 2003;3:900-911.

41. Bajpai M, Chopra P, Dastidar SG, Ray A. Spleen tyrosine kinase: a novel target for therapeutic intervention of rheumatoid arthritis. Expert Opin Investig Drugs. 2008; 17:641-59

42. Rommel C, Camps M, Ji H. PI3K delta and PI3K gamma: partners in crime in inflammation in rheumatoid arthritis and beyond? Nat Rev Immunol. 2007;7: 191-201.

2. Januskinase-Signalwege bei Organ-spezifischen Autoimmun- und Entzündungskrankheiten

Zytokine erfüllen zahlreiche Aufgaben in unterschiedlichen Geweben.

> Die funktionellen Wirkungen von Zytokinen setzen die Bindung des Proteins an seinen spezifischen Rezeptor voraus. Nach dieser initialen Bindung wird eine Signalkaskade in Gang gesetzt. Solche Signalkaskaden münden in der Regel in der Induktion oder Aktivierung von Transkriptionsfaktoren, die im Zellkern die Expression bestimmter Gene nach Bindung an Promoterregionen regulieren.

Eine Subgruppe der Zytokine nutzt sogenannte Typ-I- und Typ-II-Zytokinrezeptoren. Über 60 verschiedene Zytokine wie Interleukine, Interferone und Hormon-ähnliche Mediatoren verwenden solche Typ-I- oder -II-Zytokinrezeptoren. Vertreter dieser Gruppe von Zytokinen sind besonders wichtige Mediatoren für die Entwicklung und Homöostase von hämatopoetischen Zellen. Somit benötigt auch die Differenzierung von Lymphozyten, also von T-Zellen und B-Zellen, sowie von NK-Zellen Signale von Typ-I- und -II-Zytokinrezeptoren. Folgerichtig sind Zytokine dieser Gruppe entscheidend an natürlichen und adaptiven Immunantworten beteiligt [1]. Gerade bei Organ-spezifischen Entzündungskrankheiten und Autoimmunkrankheiten, deren Pathogenese oftmals von T-Lymphozyten und ihren Zytokinen dominiert wird, kommen Signale von Typ-I- und Typ-II-Zytokinrezeptoren zum Tragen.

> Da diese Typ-I- und Typ-II-Zytokinrezeptoren Januskinasen (JAKs) für die Signalvermittlung nutzen, können pharmakologische Inhibitoren von JAKs die Zytokinsignale unterbrechen und somit therapeutisch eingesetzt werden.

Die ersten JAK-Inhibitoren für die Behandlung von (Auto-)Immunkrankheiten wie der rheumatoiden Arthritis (RA), der Psoriasis-Arthritis (PsA), der Colitis ulcerosa (CU), und der atopischen Dermatitis sind bereits bzw. zum Teil seit mehreren Jahren zugelassen.

2.1. Signalübertragung durch Typ-I- und Typ-II-Zytokinrezeptoren

Allen Typ-I- und Typ-II-Zytokinrezeptoren ist gemeinsam, dass ihnen eine intrinsische Kinaseaktivität fehlt. Somit ist die Signalübertragung dieser Zytokinrezeptoren abhängig von zytoplasmatischen, Nicht-Rezeptor-Proteintyrosinkinasen wie JAKs. Erstmals wurden JAKs durch Polymerasenkettenreaktionen bei der Suche nach neuen Kinasen identifiziert [2]. JAKs besitzen eine charakteristische Struktur, deren Aufdeckung letztendlich für die Namensgebung dieser Kinasenfamilie mitverantwortlich wurde. Insgesamt besitzen JAKs sieben unterschiedliche JAK-Homologieregionen (JH), JH1 bis JH7 (☞ Abb. 2.1). Die Funktion der meisten JH-Regionen ist gut untersucht. Die wichtigste Domäne ist JH1, die katalytisch aktive Kinasedomäne am Carboxyl-Ende der Kinase. Diese JH1-Domäne wird von der JH2-Domäne gefolgt. Hierbei handelt es sicht um eine Pseudokinasendomäne ohne Enzymaktivität, jedoch mit regulatorischen Funktionen. Mutationen in der JH2-Domäne können die Kinaseaktivität von JAKs sowohl positiv als auch negativ beeinflussen. Am bekanntesten ist dabei eine Punktmutation in der JH2-Domäne, bei der an Position 617 des JAK2-Gens die Aminosäure Valin gegen Phenylalanin ausgetauscht ist. Dies führt zu einer konstitutiven Aktivierung von JAK2. Solche Mutationen findet man bei der Mehrzahl der Patienten mit myeloproliferativen Erkrankungen wie Myelofibrose, Polycythaemia vera oder essentieller Thrombozythämie. Der N-Terminus der JAKs enthält eine SH2-ähnliche Domäne (JH3-JH4) und eine sogenannte FERM-Domäne (JH6-JH7). SH2-Domänen sind klassischerweise für Proteininteraktionen verantwortlich, ihre genaue funktionelle Rolle für JAKs ist jedoch nicht vollständig geklärt. Die FERM-Domäne scheint sowohl die Aktivität als auch die Rezeptorbindung der JAKs zu beeinflussen [3].

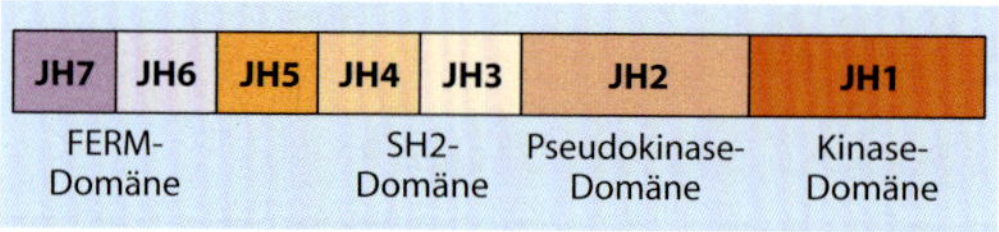

Abb. 2.1: Struktur von Januskinasen (JAKs). Die Kinase-Domäne mit Kinaseaktivität wird von der strukturell fast identischen Pseudokinase-Domäne gefolgt (Janusgesicht). Die Pseudokinase besitzt keine Kinaseaktivität, aber regulatorische Eigenschaften.

Prinzipiell wird die Aktivität von JAKs – so wie bei anderen Tyrosinkinasen auch – durch Phosphorylierung reguliert. Dabei können JAKs sich selbst phosphorylieren (Autophosphorylierung), aber sich auch gegenseitig phosphorylieren (Phosphorylierung *in trans*). Die Phosphorylierung wird in der Regel durch Bindung eines Zytokins an seinen Typ-I- oder Typ-II-Rezeptor initiiert. Dabei kann die Phosphorylierung bestimmter Tyrosinreste eine positive oder negative Regulation der Kinasen bewirken. Des Weiteren gibt es auch Berichte über die Phosphorylierung von Serinresten der JAKs, deren genaue Bedeutung aber weitgehend unbekannt ist. Neben den internen Regulationsmechanismen der JAKs tragen eine Reihe intrazellulärer Proteine wie *suppressor of cytokine signalling* (SOCS)-Proteine und andere zur Regulation der Aktivität der JAKs bei.

Typischerweise assoziieren sich eine oder mehrere Kinasen aus der Famlie der JAKs mit einem bestimmten Zytokinrezeptor. Die Anzahl der JAKs ist jedoch beschränkt auf vier Mitglieder: JAK1, JAK2, JAK3 und Tyrosinkinase 2 (TYK2, ☞ Tab. 2.1). Drei Mitglieder dieser Familie, JAK1, JAK2 und TYK2 werden ubiquitär in Geweben von Säugetieren exprimiert. Anders gestaltet sich jedoch die Expression von JAK3. Diese Proteintyrosinkinase wird fast ausschließlich in hämatopoetischen Zellen exprimiert [4].

Januskinasen	Signal-Transduktoren und Aktivatoren der Transkription
JAK1, JAK2, JAK3, TYK2	STAT1, STAT2, STAT3, STAT4, STAT5a, STAT5b, STAT6

Tab. 2.1: Familie der Januskinasen (**JAKs**) und Signal-Transduktoren und Aktivatoren der Transkription (**STATs**).

Zu den Zytokinrezeptoren, die ausschließlich JAK2 verwenden, gehören die Rezeptoren von Hormon-ähnlichen Zytokinen wie Prolaktin (PRl), Erythropoetin (EPO) und Thrombopoetin (THPO, ☞ Tab. 2.2). Weitere Beispiele von JAK2-abhängigen Zytokinrezeptoren umfassen die Rezeptoren für Interleukin (IL-)3 und GM-CSF *(granulocyte macrophage colony-stimulating factor)* [5]. Andere Zytokine assoziieren wiederum mit mehr als einem Mitglied der JAK-Familie. Ein Beispiel hierfür ist die Gruppe der Zytokinrezeptoren mit einer gp130-Untereinheit wie der IL-6-Rezeptor [6]. Die Rezeptoren von Typ-I-Interferonen verwenden JAK1 und TYK2 für die Signalübertragung, wohingegen IL-12 und IL-23 abhängig von JAK2 und TYK2 sind. Weitere Kombinationsmöglichkeiten von JAKs, die verwendet werden sind solche aus JAK1 und JAK2 oder JAK1 und JAK3. JAK1 und JAK2 werden vom Interferon (IFN-)α-Rezeptor verwendet. Sechs Zytokinrezeptoren sind abhängig von JAK1 und JAK3. Hierzu gehören die γc-Kette-enthaltenden Rezeptoren der Zytokine IL-2, IL-4. IL-7, IL-9, IL-15 und IL-21 (☞ Tab. 2.2) [7].

2.2. STAT-Transkriptionsfaktoren

Die durch die JAKs erzielte Tyrosinphosphorylierung des jeweiligen Zytokinrezeptors erlaubt die Formierung von Bindungsstellen für weitere Signalmoleküle. Eine Reihe dieser Signalproteine wurden Anfang der 1990er Jahre identifiziert, erhielten jedoch anfangs andere Bezeichnungen als heute [8]. Die Hauptfamilie von DNA-bindenden Signalproteinen mit transkriptionaler Aktivität bildet die *signal transducers and activators of transcription* (STATs). STAT-Proteine können phosphorylierte Rezeptoren binden und sind selbst Substrate von JAKs. Die Tyrosinphosphorylierung von STAT-Proteinen kennzeichnet ihre Aktivität. Phosphorylierte und damit aktivierte STATs können interagieren, Dimere formen und in den Nukleus translozieren. Dort regulieren sie die Expression ihrer Zielgene, die entsprechende Bindungsmotive für die STATs aufweisen (☞ Abb. 2.2). Ähnlich wie die limitierte Zahl von JAKs ist auch die Zahl der STATs begrenzt. Insgesamt sind sieben Mitglieder dieser Transkriptionsfaktorfamilie bekannt: STAT1, STAT2, STAT3, STAT4, STAT5a, STAT5b und STAT6. Eine ganze Reihe von Zytokinen, die Typ-I- oder Typ-II-Zytokinrezeptoren verwenden, übermitteln ihre Signale demnach unter Verwendung von nur vier JAKs und sieben STATs (☞ Tab. 2.1). Betrachtet man dabei die individuell so unterschiedlichen Auswirkungen jedes einzelnen Zytokins, so ist die limitierte Zahl ihrer Signalproteine bemerkenswert.

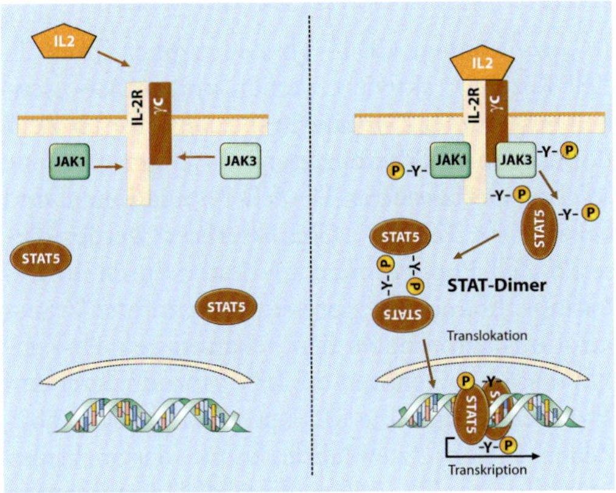

Abb. 2.2: JAK-STAT-Signalweg am Beispiel des IL-2-Rezeptors. Nach Bindung des Zytokins an seinen Rezeptor-assoziieren JAK1 und JAK3 mit dem Rezeptor. Phosphorylierungen erlauben die Bindung von STATs, die wiederum von den JAKs phosphoryliert werden. Phosphorylierte und damit aktivierte STATs können Dimere bilden, in den Kern translozieren und dort die Genexpression regulieren.

2.3. Auswirkungen auf das Immunsystem

Der JAK-STAT-Signalweg hat besondere Bedeutung für das Immunsystem (☞ Tab. 2.2). Die Entwicklung von Lymphozyten, ihr Überleben, ihre Proliferation, ihre Differenzierung und damit der Ausgang einer Immunantwort hängen damit hauptsächlich von der Aktivierung des JAK-STAT-Signalwegs als initialer Schritt ab. Insbesondere Untersuchungen an genetischen Mausmodellen oder von Menschen mit definierten genetischen Alterationen haben die Kenntnisse über die Bedeutung dieses Signalwegs für das Immunsystem mit geprägt. Die Deletion von JAK1 oder JAK2 aus dem Genom von Mäusen führt zur perinatalen oder embryonalen Letalität. Die Deletion von TYK2 oder JAK3 ist dagegen mit dem Leben vereinbar, hat aber dramatische Auswirkungen auf das Immunsystem der Mäuse. TYK2-defiziente Mäuse sind sehr anfällig für Infektionen mit Bakterien oder Viren. Dies hängt mit der verminderten Signalübertragung von Zytokinen zusammen, die für die Etablierung antibakterieller oder antiviraler Immunantworten wichtig sind. Hierzu gehören die TYK2-assoziierten Zytokinrezeptoren der Zytokine IL-12 und IL-23, aber auch von IFN-α und IFN-γ [9].

Weltweit wurde bisher ein Patient mit einer TYK2-Mutation mit funktioneller Beeinträchtigung dieser Kinase genau analysiert. Die TYK2-Mutation hatte bei diesem Patienten deutliche Auswirkungen auf das Immunsystem. Somit existieren Parallelen zwischen den Konsequenzen einer funktionellen TYK2-Defizienz bei Menschen und Mäusen. Lymphozyten, die von dem Patienten isoliert wurden, konnten nach Stimulation mit IFN-γ, IL-12 oder IL-23 nicht adäquat auf die Aktivierung der jeweiligen Zytokinrezeptoren reagieren. Der Patient war anfällig für Infektionen, zeigte verminderte Th1-Antworten und stattdessen verstärkte Th2-Antworten. Dementsprechend fand sich bei dem Patienten eine atopische Dermatitis sowie

Zytokinrezeptorgruppe	Beispiel-Rezeptoren	Involvierte JAKs	Konsequenz der Inhibition für das Immunsystem
γc-Kette-enthaltende Zytokinrezeptoren	IL-2	JAK1, JAK3	Verminderte Proliferation und Aktivierung von Lymphozyten, gestörte Th2- und Treg-Antwort
Gp130-enthaltende Zytokinrezeptoren	IL-6	JAK1, JAK2, (TYK2)	Gestörte Th17-Antwort
Homodimere Zytokinrezeptoren	EPO	JAK2	Gestörte Erythropoese
Interferon-Rezeptoren (Typ II)	IFN-γ	JAK1, JAK2, TYK2	Gestörte Th1-Antwort
IL-12Rβ1-enthaltende Zytokinrezeptoren	IL-12	JAK2, TYK2	Gestörte Th1- und Th17-Antwort

Tab. 2.2: Zytokinrezeptorgruppen, involvierte JAKs und ausgewählte Auswirkungen auf Immunantworten und Hämatopoese.

stark erhöhtes Immunglobulin E (IgE) im Serum, so dass ein Hyper-IgE-Syndrom-ähnliches Krankheitsbild beschrieben wurde [10]. Patienten mit autosomal-dominantem Hyper-IgE-Syndrom (Job-Syndrom) leiden auch an Ekzemen, die dem atopischen Ekzem ähnlich sind, mit wiederkehrenden bakteriellen Infekten, Abszessen, mukokutaner Candidose und Veränderungen von Knochen und Bindegewebe. Interessanterweise finden sich bei diesen Patienten Mutationen im STAT3-Gen. Die Th-Zellen dieser Patienten verlieren die Fähigkeit, IL-17 zu produzieren, eine Zellpopulation die bei der antibakteriellen und antifungalen Abwehr entscheidend ist [11]. Sowohl STAT3- als auch TYK2-Mutationen, aber auch STAT1-Mutationen können Ursache mukokutaner Candidosen sein.

Während eine TYK2-Defizienz beim Menschen bisher extrem selten beschrieben wurde, wurden JAK3-Defizienzen seit ihrer ersten Beschreibung 1994 wesentlich häufiger dokumentiert [12]. Der immunologische Phänotyp der Patienten mit funktioneller JAK3-Defizienz ähnelt dem immunologischen Phänotyp von JAK3-defizienten Mäusen. In beiden Spezies hat die Mutation von JAK3 einen schweren kombinierten Immundefekt zur Folge, der als *Severe Combined Immunodeficiency* (SCID) bezeichnet wird. Verschiedene Genmutationen, so zum Beispiel Mutationen in Genen, die die γc-Kette von Zytokinrezeptoren kodieren oder JAK3 kodieren, können für ein SCID verantwortlich sein [13]. Beim JAK3-SCID konnten Mutationen in allen Genregionen gefunden werden, die die sieben JH-Ketten kodieren (☞ Abb. 2.1). Die Patienten leiden typischerweise unter schweren und wiederkehrenden opportunistischen Infekten, die unbehandelt tödlich enden. Grund für die schwere Immunsuppression ist das Fehlen von T-Zellen, NK-Zellen und eine stark verminderte Zahl von funktionellen B-Zellen. Allerdings sind die funktionellen Konsequenzen der JAK3-Defizienz auf das Immunsystem beschränkt, und die Patienten haben keine wesentlichen Abnormalitäten in weiteren Organen. Diese klinischen Beobachtungen und die molekularen Analysen hatten zur Folge, dass gerade JAK3 ein ideales Zielprotein für pharmakologische Inhibitoren wurde.

2.4. Rolle von spezialisierten Th-Zellen bei Organ-spezifischen Autoimmunkrankheiten und Entzündungskrankheiten

In vitro können $CD4^+$-Th-Zellen über ihren T-Zell-Rezeptor aktiviert werden und in Anwesenheit bestimmter Zytokine in spezialisierte Th-Zell-Populationen differenzieren [14]. Verschiedene solcher spezialisierter Th-Zell-Populationen sind bekannt (☞ Tab. 2.3). Charakterisiert werden diese Th-Zell-Populationen am besten durch ihr Zytokinprofil und die Expression bestimmter Transkriptionsfaktoren. Zu den bekanntesten Th-Zell-Populationen gehören die IFN-γ-produzierenden Th1-Zellen und die IL-4-produzierenden Th2-Zellen. In den letzten Jahren konnte das Spektrum spezialisierter Th-Zellen durch die Identifikation weiterer Th-Zell-Populationen erweitert worden. Zu den wichtigsten der neueren Populationen gehören die regulatorischen Th-Zellen (Treg), die follikulären Th-Zellen (Tfh) und die IL-17-produzierenden Th17-Zellen. Weitere Populationen sind Th17.1-Zellen, die IL-17 und IFN-γ produzieren können, IL-22-produzierende Th22-Zellen und IL-9 produzierende Th9-Zellen. Gerade bei entzündlichen T-Zell-vermittelten Autoimmunkrankheiten ist die genaue Charakterisierung der Krankheits-assoziierten Th-Zell-Populationen von großer Bedeutung. So geht man heute davon aus, dass eine Reihe von Organ-spezifischen entzündlichen Autoimmunkrankheiten primär von autoreaktiven Th1/Th17/Th17.1-Zellen dominiert wird. Dies gilt für die rheumatoide Arthritis, die Psoriasis und Psoriasis-Arthritis, die Multiple Sklerose, für den Lupus erythematodes und für chronisch entzündliche Darmkrankheiten wie Colitis ulcerosa oder Morbus Crohn. Während Tfh-Zellen an der Pathogenese Autoantikörper-mediierter bullöser Hautkrankheiten wie Pemphigus beteiligt sind, bestimmen Th2-Zellen und teilweise Th22-Zellen die Pathogenese von Entzündungskrankheiten der Haut wie die des atopischen Ekzems (Neurodermitis). Die Identifizierung der Zytokine, die für die Differenzierung dieser pathogenen Th-Zellen verantwortlich sind, sowie die Identifizierung der Effektorzytokine der jeweiligen Th-Zell-Populationen dienen als Basis für die Entwicklung neuer Therapien.

Th-Zell-polarisierende Zytokine	Notwendige Signalproteine	Th-Zell-Subtyp	Th-Zell-produzierende Zytokine
IL-12	STAT4	Th1	IFN-γ, IL-2, TNF
IFN-γ	STAT1		
IL-4	STAT6	Th2	IL-4, IL-5, IL-13
IL-2; TGF-β	STAT5; SMADs	Treg	IL-10, TGF-β
IL-6, IL-21, IL-23; TGF-β	STAT3; SMADs	Th17	IL-17A, IL-17F, IL-21, IL-22, TNF
IL-1	NFκB/JNK/p38		
IL-6, IL-21	STAT3	Tfh	IL-21

Tab. 2.3: Th-Zell-Subpopulationen und spezifische Zytokine. Zytokine, die während der initialen Aktivierung von naiven Th-Zellen präsent sind, aktivieren bestimmte STATs und bestimmen so die Differenzierung naiver Th-Zellen in die jeweilige spezialisierte Th-Zell-Population. Die spezialisierten Th-Zellen produzieren für sie charakteristische Zytokine.

Viele der Zytokine, die die Entwicklung von Th1-, Th2-, Th17- und Tfh-Zellen fördern, verwenden Typ-I- oder Typ-II-Zytokinrezeptoren und vermitteln ihre Signale über den JAK-STAT-Signalweg (☞ Tab. 2.3). Für die Spezifikation von Th1-Zellen sind die Zytokine IL-12 und IFN-γ wichtig, die primär STAT4 und STAT1 aktivieren. Th2-Zellen erhalten ihr Differenzierungssignal von IL-4 über STAT6. Die Generation von Th17-Zellen hängt dagegen von STAT3-aktivierienden Signalen ab. Die für die Aktivierung von Th17-Zellen wichtigen Zytokine IL-6, IL-21 und IL-23 aktivieren alle STAT3. Weitere Zytokine, die beim Menschen und bei Mäusen die Entwicklung von Th17-Zellen fördern, sind die Zytokine IL-1β und TGF-β. IL-1β und TGF-β verwenden jedoch keine Typ-I- oder Typ-II-Zytokinrezeptoren. Auch Tfh-Zellen sind abhängig von IL-6 und IL-21 und damit primär von STAT3.

Therapeutisch können die Erkenntnisse über die immunologischen Charakteristika von Th1-, Th2-, Th17- und Tfh-Zellen und ihre Rolle bei (Auto-)Immunkrankheiten genutzt werden, um neben der klassischen Immunsuppression neue zielgerichtete Therapien einzusetzen. So können mit Hilfe von Antikörpern oder Fusionsproteinen einzelne Effektorzytokine oder ihre Rezeptoren zielgerichtet in ihrer Funktion blockiert werden. Zum anderen können Biologika eingesetzt werden, um die Zytokine zu neutralisieren, die für die Differenzierung und/oder Aktivität von krankheitstreibenden Th-Zellen verantwortlich sind. Die ersten solcher Biologika werden bei entzündlichen (Auto-)Immunkrankheiten der Gelenke, der Haut oder des Darmes bereits erfolgreich angewendet.

Beispiele hierfür sind die TNF-Antagonisten. TNF wird von Th1- und Th17-Zellen sezerniert, aber auch andere Immunzellen und auch Nicht-Immunzellen können TNF produzieren. Ein Beispiel für ein Biologikum, das gleichzeitig die Differenzierung von Th1- und Th17-Zellen blockiert, ist ein Antikörper, der gegen p40 gerichtet ist. Die p40-Untereinheit ist Bestandteil der heterodimeren Zytokine IL-12 und IL-23. Die Entwicklung neuer Biologika für (Auto-)Immunkrankheiten befasst sich zumeist mit der Neutralisation weiterer Effektorzytokine von Th1- und Th17-Zellen oder auf die Neutralisation von Zytokinen, die in der Differenzierung dieser pathogenen Th-Zell-Populationen eine Rolle spielen. Für die Psoriasis, der am besten definierten Th17-Autoimmunkrankheit des Menschen, sind Antikörper, die IL-17 oder die p19-Untereinheit von IL-23 binden und neutralisieren, hochwirksam und mittlerweile zugelassen. Die Th2-assoziierte Neurodermitis kann dagegen erfolgreich durch Einsatz eines Antikörpers gegen den IL-4-Rezeptor α (IL-4Rα) behandelt werden. Dabei werden IL-4 und IL-13 an die Bindung ihrer Rezeptoren gehindert. Weitere Biologika, die Th2-Zytokine neutralisieren, befinden sich in der klinischen Prüfung für die Behandlung des atopischen Ekzems.

2.5. JAK-Inhibitoren – eine neue Klasse von Immunmodulatoren

Die Wirkung von Zytokinen zu unterbinden gelingt zum einen wie oben ausgeführt mit Biologikatherapien. Ein alternatives Konzept, das es ermöglicht, mehr als nur ein einzelnes Zytokin in seiner Wirkung zu blockieren, wird durch Therapeutika ermöglicht, die in die Signalkaskade der Zytokinrezeptoren eingreifen. Der JAK-STAT-Signalweg bietet sich hierzu idealerweise als Zielstruktur von pharmakologischen Inhibitoren für die Behandlung von (Auto-)Immunkrankheiten, bei denen Zytokine eine entscheidende Rolle spielen.

Sowohl genetische Untersuchungen, als auch funktionelle und experimentelle Untersuchungen deuten auf eine starke Assoziation des JAK-STAT-Signalwegs mit bestimmten (Auto-)Immunkrankheiten hin. So gehören die Gene von STAT3 und TYK2 neben anderen zu den Suszeptibilitätsloci der Psoriasis [15]. Für den Morbus Crohn wurden genetische Assoziationen zu STAT3 und JAK2 nachgewiesen [16]. Polymorphismen im STAT4-Gen scheinen dagegen ein Risiko für die rheumatoide Arthritis und den systemischen Lupus erythematodes zu besitzen [17]. Neben der genetischen Assoziation finden sich im entzündlichen Gewebe, so zum Beispiel in der Psoriasis-Plaque oder in Synoviazellen bei der rheumatoiden Arthritis aktivierte STAT-Proteine [18]. Auch experimentelle Modelle bestätigen die Bedeutung des JAK-STAT-Signalwegs für (Auto-)Immunkrankheiten. Die intradermale Gabe von IL-23 induziert eine IL-22- und STAT3-abhängige Hautentzündung mit histologischen Charakteristika einer Psoriasis [19]. Auch die alleinige Überexpression von STAT3 in Keratinozyten führt im Mausmodell zu einer Psoriasis-ähnlichen Entzündung der Haut [20]. Auf der anderen Seite ist die Deletion einzelner STAT-Proteine in Modellen von entzündlichen Autoimmunkrankheiten protektiv. Dagegen ist das atopische Ekzem mit Polymorphismen in Th2-Zytokingenen, die IL-4, IL-13, IL-4RA und IL-31 kodieren, und Signalproteinen wie STAT6 und GATA3 assoziiert.

Basierend auf den Kenntnissen über die Bedeutung von Zytokinen und des JAK-STAT-Signalwegs für entzündliche (Auto-)Immunkrankheiten sowie der Struktur und Funktion von JAKs sind entsprechende JAK-Inhibitoren entwickelt worden [21].

Die ersten JAK-Inhibitoren für die Behandlung von (Auto-)Immunerkrankungen sind bereits zugelassen (☞ Tab. 2.4) und viele weitere befinden sich in klinischer Prüfung. Der erste zugelassene JAK-Inhibitor Ruxolitinib (Jakavi®) wurde für die Behandlung von JAK2-bedingter primärer Myelofibrose, Polycythaemia vera und essentieller Thrombozythämie eingeführt. Die Wirksamkeit und Sicherheit des JAK-Inhibitors Ruxolitinib wurde aber auch in anderen Indikationen wie der Graft-versus-Host-Krankheit oder als topische Formulation beim kreisrunden Haarausfall (Alopecia areata) und dem atopischen Ekzem untersucht [22].

Kürzlich wurde mit Fedratinib (Inrebic®) ein weiterer JAK2-Inhibitor für die Krankheitsgruppe der JAK2-bedingten myeloproliferativen Krankheiten zugelassen. Für die Behandlung von Patienten mit rheumatoider Arthritis sind dagegen der JAK3/JAK1-Inhibitor Tofacitinib (Xeljanz®), der JAK1/

	Ruxolitinib (Jakavi®)	Fedratinib (Inrebic®)	Tofacitinib (Xeljanz®)	Baricitinib (Olumiant®)	Upadacitinib (Rinvoq®)	Filgotinib (Jyseleca®)
Selektivität	JAK2/JAK1	JAK2	JAK3/JAK1	JAK2/JAK1	JAK1	JAK1
Jahr der Erstzulassung*	2012	2021	2017	2017	2020	2020
Indikationen	PM, Post-PV-M, Post-ET-M, resistente PV	PM, Post-PV-M, Post-ET-M	RA, PsA, CU	RA, aD	RA, PsA, AS	RA

Tab. 2.4: Zugelassene JAK-Inhibitoren, ihre primären Selektivitäten und Indikationen. **PM** = Primäre Myelofibrose, **M** = Myelofibrose, **PV** = Polycythaemia vera, **ET** = essentielle Thrombozythämie, **RA** = rheumatoide Arthritis, **PsA** = Psoriasis-Arthritis, **CU** = Colitis ulcerosa, **aD** = atopische Dermatitis, **AS** = Ankylosierende Spondylitis.
* in einzelnen Indikationen

JAK2-Inhibitor Baricitinib (Olumiant®) und die JAK1-Inhibitoren Upadacitinib (Rinvoq®) und Filgotinib (Jyseleca®) zugelassen. Alle vier letztgenannten JAK-Inhibitoren können zur Behandlung der Arthritiden in Kombination mit Methotrexat eingesetzt werden. Während Tofacitinib auch für Psoriasis-Arthritis und der Colitis ulcerosa zugelassen ist, ist Baricitinib der erste zugelassene systemische JAK-Inhibitor für die Behandlung der mittelschweren bis schweren Neurodermitis (atopische Dermatitis). Upadacitinib hat wie Tofacitinib auch eine Zulassung für die Psoriasis-Arthritis. Daneben kann Upadacitinib auch für die ankylosierende Spondylitis eingesetzt werden.

Eine Reihe von JAK-Inhibitoren unterschiedlicher Selektivität wird in verschiedenen Indikationen getestet. In Phase III-Prüfung befinden sich bereits im Markt befindliche Inhibitoren wie Baricitinib für die Alopecia areata oder Upadacitinib für die atopische Dermatitis [23]. Der JAK1-Inhibitor Abrocitinib befindet sich ebenfalls in der Phase III-Prüfung für die Behandlung der Neurodermitis [23]. Auch ein TYK2-selektiver Inhibitor, Deucravacitinib, befindet sich in der Phase III für die Behandlung der Psoriasis [24]. Der JAK3/JAK1-Inhibitor Tofacitinib durchlief bereits ein klinisches Phase III-Programm für die Psoriasis [24], erhielt aber die Zulassung nur für die Psoriasis-Arthritis, nicht für die kutane Manifestation ohne Gelenkbeteiligung.

Insgesamt ist das klinische Programm mit JAK-Inhibitoren in verschiedenen Indikationen stark expandierend, das gilt insbesondere für Indikationen im Bereich von Autoimmun- und Entzündungskrankheiten [22-24].

Interessant ist, dass der erste spezifische JAK-Inhibitor Tofacitinib ursprünglich als selektiver JAK3-Inhibitor entwickelt wurde und in präklinischen Modellen, die 2003 publiziert wurden, eine gute Wirksamkeit für die Behandlung experimenteller Autoimmunkrankheiten und auch in der Prävention der Abstoßungsreaktion bei Organtransplantationen zeigte [25]. Weitere Untersuchungen zeigten jedoch, dass dieser Inhibitor in nanomolarer Konzentration nicht nur JAK3, sondern auch JAK1 inhibiert. Gegen JAK2 besitzt dieser Inhibitor eine schwächere blockierende Potenz, die Kinaseaktivität von TYK2 wird dagegen kaum beeinflusst. Die breitere Selektivität dieses Inhibitors hat jedoch auch breitere Konsequenzen auf das Immunsystem. So verhindert die JAK3-Inhibition nicht nur die Entstehung von Th2-Zellen, sondern beeinflusst – über die JAK1-Inhibition – auch Th1- und Th17-Immunantworten. Bemerkenswert ist, dass insbesondere die Differenzierung von IL-23-induzierten Th17-Zellen verhindert wird [26]. Gerade solche Th17-Zellen scheinen bei der Entstehung von Autoimmunkrankheiten besonders pathogen zu sein. Ruxolitinib wurde dagegen für die Behandlung von Patienten mit JAK2-bedingter Myelofibrose, Polycythaemia vera oder essentieller Thrombozythämie entwickelt. Der Inhibitor besitzt inhibitorische Potenz gegenüber JAK2 und JAK1 [27]. Auch die Blockade von JAK2 und JAK1 mit Inhibitoren zeigt in präklinischen Modellen eine gute Wirksamkeit bei der experimentellen Arthritis. Dies konnte für einen selektiven JAK2/JAK1-Inhibitor (Baricitinib) gezeigt werden [28], der inzwischen auch routinemäßig klinisch angewendet wird ist. Obwohl für den Einsatz von Kinaseinhibitoren zunächst eine hohe Selektivität für einzelne JAKs angestrebt wurde, scheint die gleichzeitige Inhibition mehrerer JAKs, insbesondere auch die von JAK1 und JAK2 gute Wirksamkeiten zu besitzen [29].

Gemeinsam ist den JAK-Inhibitoren, dass die Blockade von JAK2 wie erwartet zu einer Anämie und Neutropenie führen kann. Dies ist therapeutisch gewünscht bei JAK2-abhängigen myeloproliferativen Erkrankungen. Allerdings werden auch nicht-hämatopetische Nebenwirkungen beobachtet, wie zum Beispiel der Anstieg von Cholesterin unter JAK3/JAK1-Inhibition. Die aktuell durchgeführten und zukünftigen klinischen Studien mit JAK-Inhibitoren, aber auch erste Daten aus der klinischen Anwendung erlauben weitere Aussagen, nicht nur über die Wirksamkeit, sondern auch die Langzeitsicherheit dieser neuen Klasse von Immunmodulatoren. So wurden unerwartete, wenn auch seltene venöse thromboembolische Ereignisse mit JAK-Inhibitoren wie Tofacitinib oder Baricitinib beobachtet. Besondere Aufmerksamkeit müssen auch ältere Patienten erhalten, die mit Tofacitinib behandelt werden. Bei letzterem scheint auch ein zusätzliches Risiko für schwerwiegende Infektionen, Myokardinfarkte und Malignome (Lungenkarzinome, Lymphome) vorzuliegen. Im Bereich der Dermatologie ist neben der systemischen auch die topische Verwendung von JAK-Inhibitoren von großem Interesse, da hier bei guter Penetranz der Wirkstoffe in die Haut mit weniger systemischen Toxizitäten zu rechnen ist. Der topische Pan-JAK-Inhibitor Delgocitinib ist bereits in der Phase III-Prüfung für die Behandlung des chronischen Handekzems [30].

2.6. Zusammenfassung

Zytokine haben multiple Funktionen im Organismus. Ihre Signale sind entscheidend für die Entwicklung und Homöostase von hämatopoetischen Zellen. Zytokine sind aber auch wichtige Mediatoren für die Infektabwehr und für die Entwicklung von Autoimmunkrankheiten. Obwohl mehr als 200 verschiedene Zytokine existieren, sind bisher nur sieben große Zytokinrezeptor-Superfamilien bekannt. Eine Untergruppe von Zytokinen verwendet sogenannte Typ-I- und Typ-II-Zytokinrezeptoren, um ihre Signale von der Zelloberfläche in das Zellinnere zu übertragen. Dieser strukturell besonderen Klasse von integralen Membranproteinen fehlt jedoch eine intrinsische Enzymaktivität. Stattdessen assoziieren die Rezeptoren mit zytoplasmatischen Proteintyrosinkinasen, sogenannten Januskinasen (JAKs). JAKs sind wiederum verantwortlich für die Rekrutierung und Aktivierung von Signal-Transduktoren und Aktivatoren der Transkription (STATs). Die aktivierten STATs sind in der Lage, die Signale vom Zytokinrezeptor in den Zellkern zu übertragen und dort die Gentranskription zu regulieren.

Dieser JAK-STAT-Signalweg ist entscheidend für viele bedeutsame Aspekte der Immunregulation. Hierzu gehören natürliche Immunantworten und erworbene Immunantworten, wie die Differenzierung von $CD4^+$-T-Helfer(Th)-Zellen. In den letzten Jahren verdient der JAK-STAT-Signalweg zunehmende Aufmerksamkeit. Beteiligte Signalproteine aus der Familie der JAKs haben sich zu therapeutischen Zielstrukturen bei entzündlichen Autoimmunkrankheiten und myeloproliferativen Krankheiten entwickelt. Nach der Entwicklung von selektiven kleinmolekularen Inhibitoren von JAKs befinden sich nun die JAK-Inhibitoren wie Tofacitinib, Baricitinib, Upadacitinib und Filgotinib in der klinischen Anwendung für Autoimmunkrankheiten und Entzündungskrankheiten, viele weitere in klinischer Prüfung. Die Modulation des JAK-STAT-Signalwegs ist eine inzwischen etablierte therapeutische Alternative für entzündliche (Auto-)Immunkrankheiten wie die rheumatoide Arthritis, Psoriasis/-arthritis, Colitis ulcerosa oder die atopische Dermatitis. Die Erfahrungen der nächsten Jahre werden zeigen, wie wirksam und auch wie sicher eine pharmakologische Intervention des JAK-STAT-Signalweg in weiteren Indikationen sein wird.

2.7. Literatur

1. O'Shea JJ, Holland SM, Staudt LM. JAKs and STATs in immunity, immunodeficiency, and cancer. New Engl J Med. 2013;368:161-170.

2. Ihle JN. The Janus protein tyrosine kinase family and its role in cytokine signaling. Adv Immunol. 1995;60:1-35.

3. Haan S, Margue C, Engrand A, Rolvering C, Schmitz-Van de Leur H, Heinrich PC, Behrmann I, Haan C. Dual role of the Jak1 FERM and kinase domains in cytokine receptor binding and in stimulation-dependent Jak activation. J Immunol. 2008;180:998-1007.

4. Rane SG, Reddy EP. JAK3: a novel JAK kinase associated with terminal differentiation of hematopoietic cells. Oncogene. 1994;9:2415-2423.

5. Parganas E, Wang D, Stravopodis D, Topham DJ, Marine JC, Teglund S, Vanin EF, Bodner S, Colamonici OR, van Deursen JM, Grosveld G, Ihle JN. Jak2 is essential for signaling through a variety of cytokine receptors. Cell. 1998;93:385-395.

6. Heinrich PC, Behrmann I, Haan S, Hermanns HM, Muller-Newen G, Schaper F. Principles of interleukin (IL)-6-type cytokine signalling and its regulation. Biochem J. 2003;374:1-20.

7. Johnston JA, Kawamura M, Kirken RA, Chen YQ, Blake TB, Shibuya K, Ortaldo JR, McVicar DW, O'Shea JJ. Phosphorylation and activation of the Jak-3 Janus kinase in response to interleukin-2. Nature. 1994;370: 151-153.

8. Wakao H, Schmitt-Ney M, Groner B. Mammary gland-specific nuclear factor is present in lactating rodent and bovine mammary tissue and composed of a single polypeptide of 89 kDa. J Biol Chem. 1992;267: 16365-16370.

9. Ghoreschi K, Laurence A, O'Shea JJ. Janus kinases in immune cell signaling. Immunological Reviews 2009; 228:273-287

10. Minegishi Y, Saito M, Morio T, Watanabe K, Agematsu K, Tsuchiya S et al. Human tyrosine kinase 2 deficiency reveals its requisite roles in multiple cytokine signals involved in innate and acquired immunity. Immunity. 2006;25:745-755.

11. Milner JD, Brenchley JM, Laurence A, Freeman AF, Hill BJ, Elias KM et al. Impaired T(H)17 cell differentiation in subjects with autosomal dominant hyper-IgE syndrome. Nature. 2008;452:773-776.

12. Macchi P, Villa A, Giliani S, Sacco MG, Frattini A, Porta F, Ugazio AG, Johnston JA, Candotti F, O'Shea JJ, et al. Mutations of Jak-3 gene in patients with autosomal severe combined immune deficiency (SCID). Nature. 1995;377:65-68.

13. Pesu M, Candotti F, Husa M, Hofmann SR, Notarangelo LD, O'Shea JJ. Jak3, severe combined immunodeficiency, and a new class of immunosuppressive drugs. Immunol Rev. 2005;203:127-142.

14. Zhu J, Yamane H, Paul WE. Differentiation of effector CD4 T cell populations. Annu Rev Immunol. 2010; 28:445-489.

15. Tsoi LC, Spain SL, Knight J, Ellinghaus E, Stuart PE, Capon F et al. Identification of 15 new psoriasis susceptibility loci highlights the role of innate immunity. Nat Genet. 2012;44:1341-1348.

16. Barrett JC, Hansoul S, Nicolae DL, Cho JH, Duerr RH, Rioux JD et al. Genome-wide association defines more than 30 distinct susceptibility loci for Crohn's disease. Nat Genet. 2008;40:955-962.

17. Remmers EF, Plenge RM, Lee AT, Graham RR, Hom G, Behrens TW et al. STAT4 and the risk of rheumatoid arthritis and systemic lupus erythematosus. New Engl J Med. 2007;357:977-986.

18. Müller-Ladner U, Judex M, Ballhorn W, Kullmann F, Distler O, Schlottmann K, Gay RE, Scholmerich J, Gay S. Activation of the IL-4 STAT pathway in rheumatoid synovium. J Immunol. 2000;164:3894-3901.

19. Zheng Y, Danilenko DM, Valdez P, Kasman I, Eastham-Anderson J, Wu J, Ouyang W. Interleukin-22, a T(H)17 cytokine, mediates IL-23-induced dermal inflammation and acanthosis. Nature. 2007;445:648-651.

20. Sano S, Chan KS, Carbajal S, Clifford J, Peavey M, Kiguchi K, Itami S, Nickoloff BJ, DiGiovanni J. Stat3 links activated keratinocytes and immunocytes required for development of psoriasis in a novel transgenic mouse model. Nat Med. 2005;11:43-49.

21. Jiang JK, Ghoreschi K, Deflorian F, Chen Z, Perreira M, Pesu M et al. Examining the chirality, conformation and selective kinase inhibition of 3-((3R,4R)-4-methyl-3-(methyl(7H-pyrrolo[2,3-d]pyrimidin-4-yl)amino) piperidin-1-yl)-3-oxopropanenitrile (CP-690,550). J Med Chem. 2008;51:8012-8018.

22. Welsch K, Holstein J, Laurence A, Ghoreschi K. Targeting JAK/STAT signalling in inflammatory skin diseases with small molecule inhibitors. Eur J Immunol. 2017;47:1096-1107.

23. Solimani F, Meier K, Ghoreschi K. Emerging topical and systemic JAK inhibitors in dermatology. Front Immunol. 2019;10:2847.

24. Ghoreschi K, Balato A, Enerbäck C, Sabat R. Therapeutics targeting the IL-23 and IL-17 pathway in psoriasis. Lancet. 2021;397:754-766.

25. Changelian PS, Flanagan ME, Ball DJ, Kent CR, Magnuson KS, Martin WH et al. Prevention of organ allograft rejection by a specific Janus kinase 3 inhibitor. Science. 2003;302:875-878.

26. Ghoreschi K, Jesson MI, Li X, Lee JL, Ghosh S, Alsup JW et al. Modulation of Innate and Adaptive Immune Responses by Tofacitinib (CP-690,550). J Immunol. 186: 4234-4243.

27. Verstovsek S, Kantarjian H, Mesa RA, Pardanani AD, Cortes-Franco J, Thomas DA et al. Safety and efficacy of INCB018424, a JAK1 and JAK2 inhibitor, in myelofibrosis. New Engl J Med. 363:1117-1127.

28. Fridman JS, Scherle PA, Collins R, Burn TC, Li Y, Li J et al. Selective inhibition of JAK1 and JAK2 is efficacious in rodent models of arthritis: preclinical characterization of INCB028050. J Immunol. 184:5298-5307.

29. Ghoreschi K, Laurence A, O'Shea JJ. Selectivity and therapeutic inhibition of kinases: to be or not to be? Nat Immunol. 2009;10:356-360.

30. Worm M, Bauer A, Elsner P, Mahler V, Molin S, Nielsen TSS. Efficacy and safety of topical delgocitinib in patients with chronic hand eczema: data from a randomized, double-blind, vehicle-controlled phase IIa study. Br J Dermatol. 2020;182:1103-1110.

3. Stellenwert der Januskinase-Hemmung in der Therapie der rheumatoiden Arthritis

Wie in den vorangegangenen Kapiteln bereits aufgezeigt wurde, spielen Zytokine eine wichtige Rolle bei der Pathogenese der rheumatoiden Arthritis (RA) [1]. Hierbei sind die intrazellulären Signalwege der Zytokinrezeptoren von besonderer Relevanz, was auch durch verschiedene molekulargenetische Studien demonstriert werden konnte. *Genome wide association studies* (GWAS) haben gezeigt, dass v.a. bestimmte *single nucleotide polymorphisms* (SNP) bei den Typ-I-Zytokinrezeptor-Signalwegen, z.B. STAT4, mit der Manifestation einer RA assoziiert sind [2]. Überproduktion von IL-6, IL-12, IL-15, IL-23, *granulocyte-macrophage colony stimulating factor* (GM-CSF) und Interferonen bei RA [2] unterstreichen ebenfalls die Bedeutung dieser Signalmoleküle bei der Pathogenese der RA. Da die meisten Zytokinrezeptoren keine eigene Kinaseaktivität im Bereich des intrazellulären Rezeptoranteils besitzen, werden nach der Rezeptoraktivierung kleine Moleküle mit Kinaseaktivität, die Januskinasen (JAKs) Tyk2, Jak1, Jak2 und Jak3 gebunden, die das Zytokinsignal vermitteln [3]. Ausnahmen bilden die Rezeptoren für TNF, IL-1 und IL-17, deren Signaltransduktion nicht von JAKs abhängig ist [4-6]. Aufgrund der bisher durchgeführten Genomanalysen wird von insgesamt ca. 500 verschiedenen Kinasen im menschlichen Organismus ausgegangen [7].

Ein in therapeutischer Hinsicht besonders relevanter Aspekt der JAKs ist die nicht redundante, auf Zytokin-Signalwege beschränkte Funktion, was im Tiermodell [8] und auch bei Menschen mit primärer Immundefizienz [9] nachgewiesen werden konnte. Diese Eigenschaft macht JAKs zu einem interessanten Angriffspunkt für neue Therapiekonzepte.

Im Folgenden wird der gegenwärtige Stand der Forschung und die Bedeutung der Kinaseinhibition bei Patienten mit RA diskutiert. JAK-Inhibitoren stellen eine Klasse von DMARDs dar, die aufgrund ihres spezifischen Angriffspunkts von anderen herkömmlichen synthetischen DMARDs (z.B. Methotrexat) unterschieden werden und als *targeted synthetic* DMARDs (tsDMARD) bezeichnet werden [10]. Aktuell sind in der EU vier JAK-Inhibitoren

- Baricitinib (BARI)
- Tofacitinib (TOFA)
- Upadacitinib (UPA) und
- Filgotinib (FIL)

von der EMA für die Behandlung der rheumatoiden Arthritis zugelassen. Ein weiterer Pan-JAK-Inhibitor, Peficitinib, ist seit 2019 nur in Japan für die Behandlung der RA zugelassen und wird im Folgenden nicht ausführlich behandelt. Weltweit gesehen hat man mit TOFA die längste klinische Erfahrung, da es bereits im November 2012 von der FDA zur Behandlung der moderat bis schwer aktiven RA nach Versagen oder bei Intoleranz einer csDMARD-Therapie zugelassen wurde. TOFA wurde daraufhin ab Juli 2013 in den USA, Japan, Kuwait, den Vereinigten Arabischen Emiraten, der Schweiz, Argentinien und Russland eingesetzt. Mit der Ablehnung eines entsprechenden Antrags von 2013 wurde das Medikament aufgrund eines nach Einschätzung der europäischen Zulassungsbehörde EMA zu ungünstigen Risiko/Nutzen-Profils erst nach Vorlage weiterer klinischer Daten im Januar 2017 auch in der EU autorisiert. BARI wurde bereits kurz vorher im Dezember 2016 von der EMA zugelassen und war damit der erste in der EU einsetzbare JAK-Inhibitor zur Behandlung der RA. Seit Oktober 2019 steht nun auch UPA und zuletzt seit Juli 2020 auch FIL zur Behandlung der RA in der EU zur Verfügung. Im Folgenden werden diese Präparate detailliert besprochen.

3.1. Klinische Studien zur Effektivität

3.1.1. JAK1/2-Inhibitor Baricitinib – Zulassungsstudien

BARI (auch bekannt unter INCB028050 und LY3009104, Olumiant™) ist ein JAK1/2-Inhibitor, welcher seit Dezember 2016 zur Behandlung der moderaten oder schweren RA nach inadäquatem Ansprechen bzw. Intoleranz gegenüber mindestens einem anderen DMARD eingesetzt werden kann. Außerdem ist BARI seit September 2019 auch zur Behandlung der atopischen Dermatitis verfügbar. BARI zeigt die höchste Affinität zu JAK1 und JAK2. Wie bei allen JAK-Inhibitoren ist aber auch bei BARI eine gewisse Wirkung gegen alle JAKs, also auch JAK3 und TYK2, beschrieben. Durch Blockade von JAK 1/2 werden Interferon-, IL-6-, IL12/23- und GM-CSF-Signale blockiert, die bei der Pathogenese der RA eine wesentliche Rolle spielen [11]. JAK3 wird durch BARI dagegen nicht wesentlich gehemmt, weshalb Signale über IL-21 und IL-15, die ebenfalls eine Rolle bei der RA spielen können [12], nicht direkt beeinflusst werden.

Phase II-Studien

Im Entwicklungsprogramm von BARI wurden zur Dosisfindung für das Phase III-Studienprogramm zunächst drei Phase II-Studien (JADC, JADA, JADN) mit insgesamt 571 Patienten durchgeführt [13]. Es wurden Dosen von 1 mg bis 10 mg getestet. Eine zweimalige Gabe pro Tag wurde für die 2 mg-Dosierung in der JADA-Studie ebenfalls untersucht, zeigte sich aber in der Wirkung der einmaligen Gabe gegenüber nicht überlegen, lediglich die Nebenwirkungsrate erhöhte sich [14]. Neben dem ACR20-Ansprechen nach 12 Wochen wurden in die Dosisentscheidung auch andere Effizienzparameter wie der HAQ-DI mit einbezogen, wobei eine Dosis von 4 mg oder 8 mg die zuverlässigste Wirkung zeigte. In den Phase III-Studien wurde dann die 4 mg-Dosis einmal täglich gewählt, da hier ein Plateau der Wirkung erreicht schien. Auch die 1 mg- und 2 mg-Dosierungen zeigten einen Effekt, wurden aber auch im Vergleich zu vorhandenen RA-Therapien nicht als konkurrenzfähig erachtet

Studienname	JADZ (RA-BEGIN)	JADV (RA-BEAM)	JADX (RA-BUILD)	JADW (RA-BEACON)
Anzahl Patienten	584	1.305	684	527
Studienpopulation	DMARD naiv	MTX-IR bDMARD naiv	cDMARD-IR bDMARD naiv	bDMARD-IR
Hintergrundtherapie	keine	MTX ≥1 cDMARD	0-2 cDMARDs	1 oder 2 cDMARDs
Behandlungsarme	• MTX Mono • Baricitinib 4 mg Mono • MTX + Baricitinib 4 mg	• Placebo • Adalimumab 40 mg/2 Wo. • Baricitinib 4 mg	• Placebo • Baricitinib 2 mg • Baricitinib 4 mg	• Placebo • Baricitinib 2 mg • Baricitinib 4 mg
Primärer Endpunkt	ACR20 nach 24 Wochen	ACR20 nach 12 Wochen	ACR20 nach 12 Wochen	ACR20 nach 12 Wochen
Gesamtdauer	52 Wochen	52 Wochen	24 Wochen	24 Wochen
Radiologische Bewertung	ja	ja	ja	nein
Ergebnisse				
	Baricitinib vs. MTX	Baricitinib vs. Placebo	Baricitinib 2 mg vs. Placebo	Baricitinib 2 mg vs. Placebo
ACR20	p=0,003	p<0,001	p<0,001	p<0,001
ΔmTSS nach 24 Wochen	n.s.	p<0,001	p=0,043	——
ΔHAQ-DI	p<0,001	p<0,001	p<0,001	p<0,001
	Baricitinib + MTX vs. MTX	Baricitinib vs. Adalimumab	Baricitinib 4 mg vs. Placebo	Baricitinib 4 mg vs. Placebo
ACR20	p<0,001	p=0,014	p<0,001	p<0,001
ΔmTSS nach 24 Wochen	p=0,026	n.s.	p=0,043	——
ΔHAQ-DI	p<0,001	p=0,007	p<0,001	p<0,001

Tab. 3.1: Phase III-Studien vor Zulassung von Baricitinib. **MTX** = Methotrexat, **DMARD** = Basistherapie (*disease modifying drug*), **cDMARD** = konventionelles DMARD, **bDMARD** = biologisches DMARD, **IR** = unzureichendes Ansprechen (*incomplete response*).

[13]. Dennoch wurde die 2 mg-Dosierung in zwei Phase 3-Studien mit untersucht.

Phase III-Studien

Im Phase III-Studienprogramm wurden vor Zulassung vier Studien abgeschlossen, die an insgesamt 2.573 noch nie mit bDMARD behandelten RA-Patienten sowie 527 RA-Patienten, die mit einem Biologikum behandelt wurden und auf dieses aber nicht oder nicht mehr adäquat ansprachen (bDMARD-IR), das ACR20-Ansprechen unter BARI untersuchten [15-18]. 584 Patienten davon waren DMARD-naiv (RA-BEGIN) und wurden unter Monotherapie MTX oder 4 mg BARI oder MTX + BARI getestet [15]. Teil des Studienprogramms war auch ein direkter Vergleich von BARI 4 mg pro Tag mit dem meistverordneten bDMARD für diese Indikation, Adalimumab 40 mg alle zwei Wochen (ADA), bei 1.305 RA-Patienten, die nicht (mehr) auf MTX ansprachen (MTX-IR, RA-BEAM) [16]. Da MTX als Hintergrundmedikation in dieser Studie erlaubt war, liegen damit *head-to-head*-Daten zum Vergleich ADA + MTX gegen BARI + MTX vor. Bei 684 Patienten, die nicht mehr auf ihr konventionelles DMARD ansprachen (cDMARD-IR), wurden die beiden Dosen 2 mg und 4 mg BARI im Vergleich zu Placebo getestet (RA-BUILD) [17] und schließlich 527 Patienten nach Versagen eines bDMARD, die ebenfalls mit BARI 2 mg und 4 mg Tagesdosis gegen Placebo untersucht wurden (RA-BEACON) [18]. Das Studiendesign und die wichtigsten Ergebnisse des Phase III-Studienprogramms sind in Tab. 3.1 und in den Abbildungen 3.1 und 3.2 zusammengefasst.

Zusammen mit der *Extension Study* JADY [19], in der BARI 2 mg und 4 mg bis zu 48 Monate weiter untersucht wurden, konnten vor Zulassung über 3.000 Patienten aus 37 Ländern (ca. 20 % Nordamerika, ca. 25 % EU, ca. 20 % Asien und ca. 35 % übrige Welt) unter BARI in Phase III-Studien un-

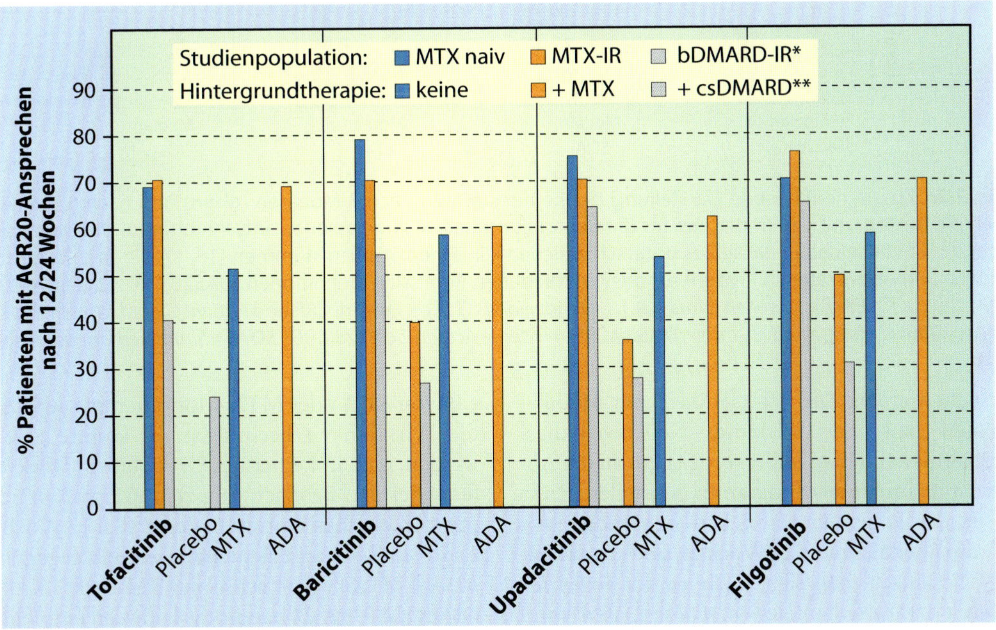

Abb. 3.1: Zusammenfassende Darstellung des ACR20-Ansprechens nach 12 Wochen (14 Wochen in der SELECT-MONO-Studie) unter den vier von der EMA zugelassenen JAK-Inhibitoren. Die Daten sind nicht direkt vergleichbar, da sie aus unterschiedlichen Phase III-Studien stammen (*Tofacitinib*: ORAL Start, ORAL Strategy, ORAL Step; *Baricitinib*: RA-BEGIN, RA-BEAM, RA-BEACON; *Upadacitinib*: SELECT-EARLY, SELECT-COMPARE, SELECT-BEYOND; *Filgotinib*: FINCH1, FINCH2, FINCH3). Die Daten sind für die von der EMA empfohlenen initialen Dosierungen der Substanzen dargestellt (*Tofacitinib*: 5 mg 1-0-1, *Baricitinib* 4 mg 1-0-0, *Upadacitinib* 15 mg 1-0-0, *Filgotinib* 200 mg 1-0-0). **MTX** = Methotrexat, **ADA** = Adalimumab 40 mg s.c. alle 2 Wochen, **bDMARD** = biologisches DMARD, **csDMARDs** = konventionelles synthetisches DMARD.

* Für Tofacitinib und Baricitinib entspricht dies einer TNF-IR-Population.

** Für Tofacitinib entspricht dies einer Hintergrundtherapie mit MTX.

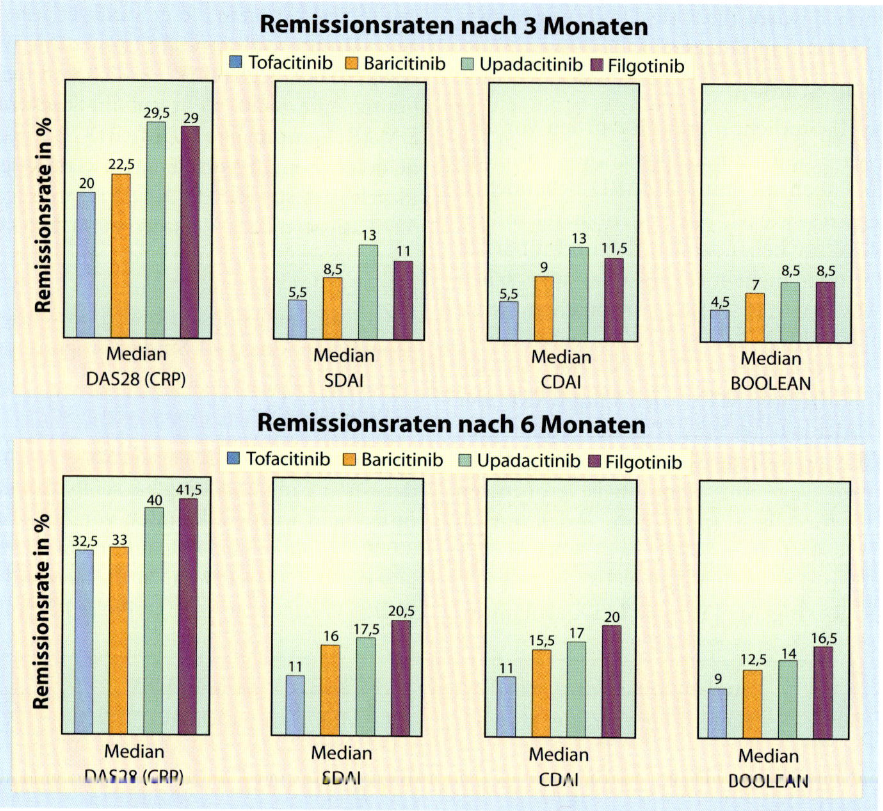

Abb. 3.2: Zusammenfassende Darstellung der Remissionraten nach 3 Monaten (**oben**) und nach 6 Monaten Therapie (**unten**) mit einem der vier für die Behandlung der RA zugelassenen JAK-Inhibitoren. Die Daten sind nicht direkt vergleichbar, da sie aus unterschiedlichen klinischen Studien stammen [16, 17, 43, 71]. Dargestellt sind die Remissionsraten in Prozent für die verschiedenen Remissionsdefinitionen (DAS28 CRP <2,6; SDAI ≤3,3; CDAI ≤2,8, BOOLEAN: ≤1 *swollen joints* (SJC), ≤1 *tender joints* (TJC), ≤1 mg/dl CRP und *Patient Global Assessment* ≤1). **CDAI** = *Clinical Disease Activity Index*, **DAS28CRP** = *Disease Activity Score28(CRP)*, **SDAI** = *Simplified Disease Activity Index*.

tersucht werden. Die Wirksamkeit von Medikamenten bzw. das Wirkungs-/Nebenwirkungs-Verhältnis kann man indirekt meist gut an der Abbruchrate im Studienprogramm beurteilen. Zirka 90 % der Patienten verblieben im Studienprogramm über die ersten 24 Wochen, und etwa ebenso viele entschieden sich, auch an der *Extension Study* (JUDY) teilzunehmen. Diese Daten sprechen für eine hohe Zufriedenheit und damit auch Wirksamkeit der Medikation. In allen Studien wurde das primäre Studienziel erreicht. BARI war allen Vergleichssubstanzen im ACR20-, -50- und -70-Ansprechen überlegen, auch ADA (☞ Tab. 3.1 und Abb. 3.1+3.2). Da die Teilnehmer für die *Extension Study* aus allen Phase III-Studien rekrutiert wurden, wurde neben der Persistenz der Wirkung auch getestet, inwiefern ein Wechsel der Therapie, z.B. von ADA oder MTX-Monotherapie auf BARI die Wirksamkeit beeinflusst. Es konnte gezeigt werden, dass in keiner der Gruppen ein Wirkverlust über den Beobachtungszeitraum von mindestens 48 Wochen eintrat. In den ersten 12 Wochen zeigte sich sogar eine Überlegenheit gegenüber ADA + MTX nach Wechsel auf BARI + MTX [19]. Die EULAR/RA-Behandlungsleitlinien empfehlen den Versuch einer Dosisreduktion für Patienten in anhaltender Remission. Unter diesem Aspekt wurde in der *Extension Study* für Patienten, die über 15 Monate Baricitinib 4 mg erhielten und darunter in stabiler Remission waren bzw. eine stabil niedrige Krankheitsaktivität nach CDAI aufwiesen, ein doppeltverblindetes *step-down*-Regime auf 2 mg BARI getestet. Es zeigte sich ein leichter, jedoch signifikanter Anstieg der Krankheitsaktivität nach weiteren 12 Wochen unter der niedrigeren Dosis BARI. Allerdings blieb der Großteil (>85 %) der Patienten in Remission (CDAI ≤2,8) bzw. mit niedriger Krankheitsaktivität (CDAI ≤10). In einer Subgruppenanalyse der Gesamtdaten konnte nur für den BMI eine positive Assoziation mit einer reduzierten Effektstärke der Therapie mit BARI festgestellt werden. Dies ist allerdings ein Zusammenhang, der für einige DMARDs in der RA-Therapie bekannt ist und damit kein Alleinstellungsmerkmal von BARI darstellt [20].

Zusammenfassend konnte im klinischen Studienprogramm von BARI eine Dosis von 4 mg einmal täglich als die beste Dosierung für eine verlässliche und stabile Wirkung der Therapie über das relevante Behandlungsspektrum für Patienten mit moderater oder starker Krankheitsaktivität herausgearbeitet werden.

Auch die 2 mg-Dosierung zeigte in vielen Studienendpunkten einen positiven Effekt. Zudem zeigte sich in der Analyse ein etwas schnelleres Ansprechen unter 4 mg BARI im Vergleich zur 2 mg-Dosierung und generell eine höhere Effektstärke. Allerdings zeigte die 2 mg-Dosierung hinsichtlich der radiologischen Progression nicht die gleiche Wirkung wie die 4 mg in der bDMARD-IR- (RA-BEACON) und cDMARD-IR (RA-BUILD)-Studienpopulation [17, 18]. Was sich ebenfalls zusammenfassend zeigte, ist eine Überlegenheit der Kombinationstherapie mit MTX im Vergleich zur Monotherapie, allerdings wurden für wichtige *Patient Reported Outcomes* (PROs) wie subjektiver Schmerz oder subjektive Krankheitsaktivität, aber auch für die Funktion (HAQ-DI) vergleichbare Ergebnisse zwischen Mono- und Kombinationstherapie erzielt. Es zeigte sich zwar bei den wenigsten Patienten überhaupt eine radiologische Progression, in der Gruppe, der mit BARI und MTX behandelten Patienten war die Rate der Progression aber dennoch geringer als unter Monotherapie.

3.1.2. JAK1/3-Inhibitor Tofacitinib – Zulassungsstudien

TOFA (auch bekannt unter CP-690,550, Xeljanz®) ist ein JAK-Inhibitor mit der pharmakologisch intensivsten Hemmwirkung gegen JAK1 und JAK3 [21]. TOFA zeigt aber auch einen messbaren Hemmeffekt gegen JAK2 und TYK2. TOFA ist gegenwärtig der am besten charakterisierte JAK-Inhibitor bei Patienten mit RA und wurde für die Zulassung in vier Phase II- [22-25] und sechs Phase III- (ORAL Solo [26], Sync [27], Standard [28], Scan [29], Step [30], Start [31]) Studien untersucht. Mit der Phase III/IV-ORAL-Strategy-Studie wurde das klinische Studienprogramm bei RA komplettiert [32].

Phase II-Studien

Nach einigen kleineren *proof-of-concept*-Studien wurden 2009 die Ergebnisse einer ersten Phase IIa-Studie veröffentlicht, in die Patienten, die Methotrexat nicht vertrugen oder kein ausreichendes Ansprechen auf Methotrexat und/oder einen TNF-Hemmer (Etanercept, Infliximab oder Adalimumab) zeigten, eingeschlossen wurden [22]. Sämtliche DMARDs und Anti-TNF-Präparate wurden 4 bzw. 8 Wochen vor Studienbeginn abgesetzt. Zur Dosisfindung wurden in dieser randomisierten Studie vier Behandlungsgruppen gebildet und unterschiedliche TOFA-Dosierungen (jeweils 2x täglich 5 mg, 15 mg und 30 mg) im Vergleich zu einer Placebogruppe untersucht. Insgesamt wurden 264 Patienten in diese Studie eingeschlossen. Die Studie wurde über 12 Wochen durchgeführt, wobei nur in den ersten 6 Wochen eine Behandlung erfolgte und die Patienten anschließend über weitere 6 Wochen nachbeobachtet wurden. Die Autoren berichten von einem schnellen Wirkeintritt innerhalb von 1-2 Wochen und einem ACR20-Ansprechen, das sich nach 6 Wochen Behandlungsdauer in den Verumgruppen signifikant vom ACR20-Ansprechen der Placebogruppe unterschied (5 mg 70,5 %, 15 mg 81,2 % und 30 mg 76,4 %).

Im Jahr 2011 folgte eine japanische Phase II-Studie, in die 140 Patienten randomisiert wurden, die kein adäquates Ansprechen auf Methotrexat aufwiesen [24]. Hier wurden vier unterschiedliche TOFA-Dosen (1, 3, 5, 10 mg zweimal täglich) gegen Placebo verglichen und als primärer Endpunkt der Studie die ACR20-Ansprechrate nach 12 Wochen untersucht. Alle Behandlungsgruppen unterschieden sich zu diesem Zeitpunkt deutlich von der Placebogruppe (ACR20 64,3 % [1 mg]; 77,8 % [3 mg]; 96,3 % [5 mg]; 80,8 % [10 mg], 14,3 % [Placebo]. Des Weiteren zeigten sich auch signifikante Verbesserungen des ACR50- und ACR70-Ansprechens sowie im HAQ-DI und DAS28 (CRP).

In einer 2012 veröffentlichten weiteren Phase IIb-Studie wurden sechs unterschiedliche Dosierungen von TOFA untereinander und gegen Placebo verglichen: 1x 20 mg/Tag und 1, 3, 5, 10, 15 mg jeweils zweimal pro Tag [23]. Auf die 30 mg-Gruppe wurde in dieser Studie aufgrund der Vordaten mit Nachweis einer höheren Nebenwirkungsrate bei jedoch gleichbleibendem therapeutischem Effekt [22] verzichtet. Alle 507 Patienten, die in diese Studie eingeschlossen wurden, mussten trotz Behandlung mit Methotrexat eine aktive Erkrankung aufweisen (im Mittel 16-17 mg/Woche). Die Ergebnisse dieser Studie zeigten die Wirksamkeit bezüglich des ACR20-Ansprechens von TOFA in Kombination mit Methotrexat in einer Dosierung ab 3 mg 2-mal täglich bereits ab der zweiten Woche nach Behandlungsbeginn bis zum primären Endpunkt der Studie nach 12 Wochen Therapiedauer (ACR20, 3 mg 52,9 % vs. Placebo 33,3 %). Auch höhere Dosierungen zeigten ein signifikant besseres ACR20-Ansprechen bis max. 58,1 % (2x 10 mg/Tag) bei den Verum-Patienten. Die Verbesserung der Krankheitsaktivität im Vergleich zur Placebogruppe konnte über mehrere Messinstrumente hinweg (ACR20, ACR50, ACR70, HAQ-DI, DAS28 und DAS28-Remission <2,6) auch zum letzten Beobachtungszeitpunkt nach 24 Wochen dokumentiert werden.

In einer ähnlich aufgebauten, im Jahr 2012 veröffentlichten Phase IIb-Studie wurde TOFA als Monotherapie in unterschiedlichen Dosierungen bei Patienten mit nicht-adäquatem Ansprechen auf herkömmliche DMARDs nicht nur gegen Placebo, sondern auch gegen den TNF-Inhibitor Adalimumab getestet [32]. In dieser Studie konnten die Patienten eine vorbestehende Medikation mit NSAR, Opioiden, aber auch einem Antimalariamittel weiter fortführen. Auch Steroide waren in stabiler Dosierung unter 10 mg/Tag Prednisolonäquivalent erlaubt. Alle anderen DMARDs wurden im Vorfeld ausgewaschen und pausiert. Die Studie lief über 24 Wochen, und insgesamt 384 Patienten wurden eingeschlossen. In der Adalimumab-Gruppe (40 mg s.c. alle 2 Wochen) wurde nach 12-wöchiger Behandlung ebenfalls auf 5 mg TOFA zweimal täglich umgestellt. Die Autoren berichten über ein dosisabhängiges ACR20-Ansprechen nach 12 Wochen (primärer Endpunkt), das signifikant über dem Ansprechen in der Placebogruppe, aber auch über dem Therapieeffekt der Adalimumab-Gruppe lag (3 mg 39,2 %, 5 mg 59,2 %, 10 mg 70,5 %, 15 mg 71,9 %, Placebo 22 %, Adalimumab 35,9 %).

Phase III-Studien

In den nachfolgenden 2012 und 2013 veröffentlichten Phase III-Studien konnte die Wirksamkeit von TOFA bei RA-Patienten auch über einen längeren Zeitraum von 6 bzw. 12 Monaten demonstriert werden, und zwar sowohl bei Einsatz als Monotherapie (ORAL Solo [26]) als auch in Kombination mit Methotrexat (Sync [27], Standard [28], Scan [29], Step [30], Start [31]). In der Phase III/IV-ORAL-Strategy-Studie wurde dann zum ersten Mal eine klinische Prüfung der Monotherapie mit TOFA 5 mg zweimal täglich gegen die Kombinationstherapie mit MTX und auch gegen ADA + MTX im *head to head*-Vergleich durchgeführt [32). In Tab. 3.2 ist das Phase III-Studienprogramm im Überblick dargestellt.

ORAL Solo

In die Monotherapiestudie ORAL Solo wurden Patienten rekrutiert, bei denen mindestens ein Biologikum oder ein konventionelles DMARD ohne Erfolg eingesetzt worden war [26]. Die Patienten wurden in 3 Behandlungsgruppen (TOFA 5 mg oder 10 mg 2-mal täglich oder Placebo) randomisiert. Nach der Hälfte der Beobachtungszeit (3 Monate) wurden die Patienten in der Placebogruppe ebenfalls mit Verum behandelt. Der primäre Endpunkt wurde nach 6 Monaten mit einem signifikant besseren ACR20-Ansprechen in den TOFA-Behandlungsarmen im Vergleich zur Placebogruppe (5 mg 59,8 %, 10 mg 65,7 %, Placebo 26,7 %) erreicht. TOFA zeigte dabei auch Wirksamkeit bei Patienten, die zuvor auf mehrere Biologika nicht angesprochen hatten.

ORAL Standard

In der zweiten, parallel durchgeführten Phase III-Studie über 12 Monate, ORAL Standard, wurden Patienten mit ungenügendem Ansprechen auf Methotrexat unter Beibehaltung der Methotrexat-Therapie in vier Behandlungsgruppen randomisiert, wobei neben 5 mg und 10 mg TOFA auch noch ADA 40 mg alle zwei Wochen gegen Placebo getestet wurde [32]. Alle Patienten in der Placebogruppe, die nach 3 Monaten kein ACR20-Ansprechen erreichten, wurden in die TOFA-Gruppen aufgenommen. Der primäre Endpunkt der Studie

Studienname	ORAL Solo	ORAL Sync	ORAL Standard	ORAL Scan	ORAL Step	ORAL Start	ORAL Strategy
Anzahl Patienten	610	792	717	797	399	956	1146
Studienpopulation	DMARD-IR	DMARD-IR	MTX-IR	MTX-IR	TNFi-IR	MTX-naiv	MTX-IR
Hintergrund-therapie	keine	csDMARD	MTX	MTX	MTX	keine	keine
Behandlungsarme	• TOFA 5 mg • TOFA 10 mg • Placebo	• TOFA 5 mg • TOFA 10 mg • Placebo	• TOFA 5 mg • TOFA 10 mg • ADA • Placebo	• TOFA 5 mg • TOFA 10 mg • Placebo	• TOFA 5 mg • TOFA 10 mg • Placebo	• TOFA 5 mg • TOFA 10 mg • MTX	• TOFA5 Mono • TOFA5+MTX • ADA+MTX
Primärer Endpunkt	12 Wo: ACR20	24 Wo: ACR20 DAS28BSG <2,6 12 Wo: HAQ-DI	24Wo: ACR20 DAS28BSG <2,6 12Wo: HAQ-DI	24 Wo: ACR20 mTSS	12 Wo: ACR20 HAQ-DI DAS28BSG <2,6	24 Wo: mTSS ACR70	24 Wo: ACR50
Gesamtdauer	24 Wochen	12 Monate	12 Monate	24 Monate	24 Wochen	24 Monate	12 Monate
Radiologische Bewertung	nein	nein	nein	ja	nein	ja	nein
Ergebnisse (primärer Endpunkt)							
	TOFA5 vs. Placebo	TOFA5 vs. Placebo	TOFA5 vs. Placebo/ADA	TOFA5 vs. Placebo	TOFA5 vs. Placebo	TOFA5 vs. MTX	TOFA5 vs. ADA+MTX
ACR20	p<0,0001	p<0,0001	p<0,0001/n.b.	p<0,0001	p<0,05		
ACR50							n.s.
ACR70						p<0,0001	
DAS28BASG <2,6		p<0,05	p<0,05/n.b.		n.s.		
ΔmTSS				n.s.		p<0,05	
ΔHAQ-DI		p<0,0001	p<0,0001		p<0,0001		
	TOFA10 vs. Placebo	TOFA10 vs. Placebo	TOFA10 vs. Placebo/ADA	TOFA10 vs. Placebo	TOFA10 vs. Placebo	TOFA10 vs. MTX	TOFA5 vs. TOFA5+MTX
ACR20	p<0,0001	p<0,0001	p<0,0001/n.b.	p<0,0001	p<0,0001		
ACR50							p<0,05
ACR70						p<0,0001	
DAS28BSG <2,6		p<0,0001	p<0,0001/n.b.		p<0,05		
ΔmTSS				p<0,05		p<0,05	
ΔHAQ-DI		p<0,0001	p<0,0001		p<0,0001		

Tab. 3.2: Phase III-Studien mit Tofacitinib (**TOFA**) bei RA. **MTX** = Methotrexat, **ADA** = Adalimumab, **n.s.** = nicht signifikant, **n.b.** = nicht bekannt.

wurde nach 6 Monaten evaluiert. Es zeigte sich zu diesem Zeitpunkt, dass 51,5 % und 52,6 % der Patienten in der 5 mg- bzw. 10 mg-TOFA-Gruppe eine ACR20-Antwort erreicht hatten. Dieser Prozentsatz unterschied sich nicht signifikant von 47,2 % der Patienten, die eine mindestens 20 % Verbesserung unter Adalimumab zeigten. Alle Verumgruppen waren damit der Placebobehandlung (ACR20 28,3 %) signifikant überlegen.

▶ ORAL Step

In der Phase III-Studie ORAL Step wurden Patienten untersucht, die ein inadäquates Ansprechen auf einen TNF-Inhibitor zeigten [32]. Eine DMARD-Therapie mit Methotrexat wurde beibehalten. Es konnten 399 Patienten eingeschlossen werden, die 2 : 2 : 1 : 1 auf die unterschiedlichen Gruppen (zweimal täglich TOFA 5 mg, 10 mg oder eine der beiden Placebogruppen) aufgeteilt wurden. Nach 3 Monaten wurden die Patienten aus der Placebogruppe den Behandlungsarmen mit 5 mg und 10 mg TOFA zugeordnet. Primärer Endpunkt der Studie waren erneut das ACR20-Ansprechen nach 3 Monaten sowie der HAQ-DI und der Anteil der Patienten in DAS28-Remission (DAS28 <2,6). Selbst in dieser Studienpopulation mit therapierefraktärem Verlauf unter einer Anti-TNF-Therapie zeigte sich eine klare Überlegenheit im ACR20-Ansprechen von TOFA gegenüber Placebo (ACR20 41,7 % [5 mg], 48,1 % [10 mg], 24,4 % [Placebo]). Auch bezüglich HAQ-DI und DAS28-Remission waren beide Verumgruppen nach 3 Monaten der Placebobehandlung überlegen.

▶ ORAL Scan

Die Wirksamkeit bezüglich der Hemmung des radiologischen Progresses wurde im Rahmen der ORAL Scan-Studie untersucht [29]. Die Studie war so aufgebaut, dass zunächst die Patienten in einen der vier Studienarme (4 : 4 : 1 : 1) randomisiert wurden: 5 mg oder 10 mg TOFA zweimal täglich oder zunächst Placebo, wobei die Patienten in dieser Studiengruppe nach spätestens 6 Monaten ebenfalls auf 5 mg oder 10 mg TOFA zweimal täglich umgestellt wurden. Bei ausbleibendem Ansprechen in der Placebogruppe konnte bereits nach 3 Monaten in eine Verumgruppe gewechselt werden. Diese Studie war dazu ausgelegt, nach 6 Monaten auch die radiologische Progression als primären Endpunkt anhand des mTSS/van der Heijde-Score auszuwerten. Neben dem mTSS wurden auch ACR20-Ansprechen, DAS28 <2,6 und HAQ-DI als primäre Endpunkte nach 6 Monaten betrachtet. Die radiologische Progression zeigte sich in den Verumgruppen (ΔmTSS: 0,12 [5 mg, p=0,08], 0,06 [10 mg, p<0,05]) nur für die mit 10 mg TOFA zweimal täglich behandelten Patienten signifikant geringer als in der Placebogruppe (ΔmTSS: 0,47).

▶ ORAL Start

In der ORAL Start-Studie wurde die Wirksamkeit einer Erstlinientherapie mit TOFA im Vergleich zur Erstlinientherapie mit Methotrexat getestet [31]. Dabei wurden sowohl der radiologische Progress als auch das klinische Ansprechen (ACR 70) nach sechs Wochen unter 5 mg und 10 mg TOFA (1-0-1) gegen Methotrexat in Monotherapie an 958 DMARD naiven RA-Patienten untersucht. Im ACR70-Ansprechen zeigte sich eine Überlegenheit der Monotherapie TOFA 5 mg (25,5 %) oder 10 mg (37,7 %) zweimal täglich gegenüber der Standardtherapie mit Methotrexat (12,5 %, p<0,001 für alle Vergleiche). Auch wenn der radiologische Progress in allen Gruppen nicht ausgeprägt war, zeigte sich auch hier eine signifikante Überlegenheit der TOFA-Gruppen gegenüber Methotrexat, auch in der 5 mg-Gruppe (Zunahme des Sharp-Score nach 6 Wochen: TOFA 5 mg 1-0-1 +0,2; TOFA 10 mg 1-0-1 <0,1; Methotrexat +0,8; p<0,001 für alle Vergleiche).

▶ ORAL Strategy

Die ORAL Strategy-Studie wurde 2016 abgeschlossen und war eine Therapiestrategiestudie, um das beste Vorgehen nach primärem MTX-Versagen zu untersuchen. Es wurden 1.146 Patienten eingeschlossen und gleichmäßig auf die drei Studienarme, TOFA 5 mg zweimal täglich in Monotherapie, TOFA5 zweimal täglich + MTX oder ADA 40 mg alle zwei Wochen + MTX, verteilt. Das primäre Studienziel war, die Nicht-Unterlegenheit der Therapiearme bezüglich des ACR50-Ansprechens nach 6 Monaten zu testen. Für die Kombination TOFA5 + MTX gegen ADA + MTX konnte eine Nicht-Unterlegenheit gezeigt werden (Differenz ACR50 6 Mo: 2 % [CI -6 bis 11]), die Monotherapie war aber den beiden Kombinationsarmen jeweils unterlegen [32].

3.1.3. JAK1/2-Inhibitor Upadacitinib – Zulassungsstudien

UPA (Rinvoq®) wird als selektiver, reversibler JAK-Inhibitor eingeordnet mit einer hohen Affinität zur JAK1 oder JAK1/JAK3, wohingegen Signale über JAK2 weniger beeinflusst werden. In den Phase I-Studien konnte zusammenfassend dokumentiert werden, dass UPA in der 15 mg/Tag-Dosis nicht bei Lymphozytenzahlen unter 500 Zellen/µl oder Neutrophilenzahlen unter 1.000 Zellen/µl oder bei einem Hämoglobinwert unter 8 g/l eingesetzt werden sollte.

Phase II-Studien

Das Phase II-Programm umfasste drei Studien (M13-537 [33], M13-550 [34], M14-663 [35]), die Dosen von 3 bis 18 mg zweimal täglich und 24 mg einmal täglich sowie drei *extended-release*-Formulierungen von 7,5 mg, 15 mg und 30 mg einmal täglich untersuchten. In den Phase II-Studien zur RA war der primäre Endpunkt das ACR20-Ansprechen nach 12 Wochen. Aus dem Phase II-Programm wurde die Dosis von 15 mg und 30 mg einmal täglich (*extended release*) zur weiteren Untersuchung ausgewählt. Aufgrund der besseren Handhabbarkeit und vermuteten besseren Compliance einer einmaligen Gabe wurden nur die *extended release*-Formulierungen weiterverfolgt, auch wenn die zweimalige Gabe von 6 mg bzw. 12 mg UPA von den Ergebnissen her gleichwertig beurteilt wurde.

Phase III-Studien

Das Studienprogramm in Phase III umfasste fünf Studien (M13-545 [36], M13-549 [37], M14-465 [38], M15-555 [39], M13-542 [40]). Eine Übersicht über die Phase III-Studien zu UPA bietet Tabelle 3.3.

▶ SELECT-EARLY

Die Studie M13-545 (SELECT-EARLY) verglich 945 MTX naive Patienten mit moderater bis schwerer Krankheitsaktivität in drei Monotherapiearmen MTX, UPA 15 mg und UPA 30 mg [36]. Zusätzlich wurde eine japanische Patientengruppe mit einer Dosis von 7,5 mg/Tag untersucht. Der primäre Endpunkt der klinischen Remission (DAS28CRP <2,6) wurde unter *first-line*-Monotherapie MTX von 18,5 %, unter UPA 15 mg von 48,3 % und unter UPA 30 mg von 50 % der Patienten nach 24 Wochen erreicht. Die Differenz zur MTX-Gruppe wurde als signifikant und klinisch hoch relevant bewertet. Auch der Anteil von Patienten mit keiner radiologischen Progression nach 24 Wochen unterschied sich in der UPA-Monotherapiegruppe für 15 mg (87,5 %) und 30 mg (89,3 %) signifikant von der MTX-Monotherapiegruppe (77,7 %). Auch die weiteren sekundären Endpunkte waren zwischen der MTX- und den UPA-Gruppen allesamt signifikant unterschiedlich. Die 30 mg-UPA-Gabe zeigte in allen Analysen keinen klaren Vorteil gegenüber der 15 mg-Dosis. Wie für die JAK-Inhibitoren im Allgemeinen bekannt, gab es auch in dieser Studie Hinweise für ein rasches Ansprechen einiger Parameter, z.B. eine signifikante Reduktion des mittleren DAS28 im Vergleich zum Ausgangswert nach 2 Wochen unter UPA.

▶ SELECT-NEXT

In der Studie M13-549 (SELECT-NEXT) wurden 661 Patienten mit moderater oder schwerer Krankheitsaktivität trotz adäquater Therapie mit einem konventionellen DMARD eingeschlossen [37]. 80 % der Patienten erhielten vor Studieneinschluss MTX. Während der Studie waren bis zu zwei csDMARDs in stabiler Dosis erlaubt. Der primäre Endpunkt war das Erreichen einer *low disease activity* (LDA, DAS28CRP ≤3,2) nach 12 Wochen. Die Patienten wurden vier Behandlungsarmen zufällig zugeordnet: zwei UPA-Gruppen mit 15 mg und 30 mg pro Tag und zwei Placebogruppen, die nach 12 Wochen ebenfalls in die Verumgruppen 15 mg und 30 mg UPA überführt wurden. 93 % der eingeschlossenen Patienten durchliefen gemäß Studienprotokoll die erste Studienphase bis 12 Wochen. Nach der Auswertung der Daten am 12-Wochen-Zeitpunkt wurde die Studie einfach-verblindet über fünf Jahre bis Ende 2020 fortgeführt. Nach 12 Wochen erreichten 48 % (95 % CI 42-55) der Patienten unter 15 mg UPA und ebenfalls 48 % (CI 41-55) der Patienten unter 30 mg UPA den primären Studienendpunkt der LDA, was sich signifikant von der Placebogruppe mit 17 % (CI 12-22) unterschied. Auch alle sekundären Endpunkte wurden erreicht und erneut ein sehr rascher Wirkeintritt mit einem ACR20-Ansprechen bei 25 % der mit UPA behandelten Patienten nach bereits einer Woche beobachtet. Auch für PROs wie Schmerz, Funktion (HAQ-DI), Fatigue (FACIT-F) und Lebensqualität (SF-36 PCS) wurde eine signifikante Verbesserung gegenüber

Studienname	M13-545 (SELECT-EARLY)	M13-549 (SELECT-NEXT)	M14-465 (SELECT-COMPARE)	M15-555 (SELECT-MONOTHERAPY)	M13-542 (SELECT-BEYOND)
Anzahl Patienten	945	661	1629	648	499
Studienpopulation	MTX naiv	csDMARD-IR	MTX-IR	MTX-IR	b-DMARD-IR
Hintergrund-therapie	GC <10 mg/Tag, NSAR	≤2 csDMARDs (kein MTX + LEF), GC <10 mg/Tag, NSAR	MTX	GC <10 mg/Tag, NSAR	≤2 csDMARDs (kein MTX + LEF), GC <10 mg/Tag, NSAR
Behandlungsarme	• MTX Mono (7,5-20 mg/Wo) • UPA 15 mg Mono • UPA 30 mg Mono	• Placebo • UPA 15 mg • UPA 30 mg	• Placebo • UPA 15 mg • ADA 40 mg/2 Wo	• MTX • UPA 15 mg • UPA 30 mg	• Placebo • UPA 15 mg • UPA 30 mg
Primärer Endpunkt	12 Wo: ACR50 24 Wo: DAS28CRP <2,6	12 Wo: ACR20 DAS28CRP <3,2	12 Wo: DAS28CRP <2,6	14 Wo: ACR20 DAS28CRP <3,2	12 Wo: ACR20 DAS28CRP <3,2
Gesamtdauer	24 Wochen	12 Wochen, Beobachtung bis 5 Jahre	48 Wochen, Beobachtung bis 5 Jahre	14 Wochen, Beobachtung bis 5 Jahre	12 Wochen, Beobachtung bis 5 Jahre
Radiologische Bewertung	Keine Progression: MTX 78 % UPA 15 mg 88 % UPA 30 mg 89 %	nein	Keine Progression: Placebo 74 % UPA 15 mg 86 % ADA 88 %	nein	nein
Statistik					
	UPA 15 mg vs. MTX	UPA 15 mg vs. Placebo	UPA 15 mg vs. Placebo	UPA 15 mg vs. MTX	UPA 15 mg vs. Placebo
DAS28CRP <2,6	p<0,001 nach 24 Wo		p<0,001 nach 12 Wo		
DAS28CRP <3,2		p<0,0001 nach 12 Wo	p<0,001 nach 12 Wo	p<0,001 nach 14 Wo	p<0,0001 nach 12 Wo
ACR20	p<0,001 nach 12 Wo	p<0,0001 nach 12 Wo	p<0,001 nach 12 Wo	p<0,001 nach 14 Wo	p<0,0001 nach 12 Wo
ACR50	p<0,001 nach 12 Wo	p<0,0001 nach 12 Wo	p<0,001 nach 12 Wo	p<0,001 nach 14 Wo	p<0,0001 nach 12 Wo
ΔmTSS	p<0,01	n.a.	p<0,001	n.a.	n.a.
ΔHAQ-DI	p<0,001	p<0,0001	p<0,001	p<0,001 nach 14 Wo	p<0,0001 nach 12 Wo
	UPA 30 mg vs. MTX	UPA 30 mg vs. Placebo	UPA 15 mg vs. ADA	UPA 30 mg vs. MTX	UPA 30 mg vs. Placebo
DAS28CRP<2,6	p<0,001 nach 24 Wo		p<0,001 nach 12 Wo		
DAS28CRP<3,2		p<0,0001 nach 12 Wo	p<0,001 nach 12 Wo	p<0,001 nach 14 Wo	p<0,0001 nach 12 Wo
ACR20	p<0,001 nach 12 Wo	p<0,0001 nach 12 Wo	p<0,05 nach 12 Wo	p<0,001 nach 14 Wo	p<0,0001 nach 12 Wo
ACR50	p<0,001 nach 12 Wo	p<0,0001 nach 12 Wo	p<0,001 nach 12 Wo	p<0,001 nach 14 Wo	p<0,0001 nach 12 Wo
ΔmTSS	p<0,001	n.a.	n.b.	n.a.	n.a.
ΔHAQ-DI	p<0,001	p<0,0001	p<0,01	p<0,001 nach 14 Wo	p<0,0001 nach 12 Wo

Tab. 3.3: Phase III-Studien mit Upadacitinib (**UPA**) bei RA. **csDMARD** = konventionelles synthetisches DMARD, **bDMARD** = biologisches DMARD, **ADA** = Adalimumab, **MTX** = Methotrexat, **IR** = unzureichendes Ansprechen (*incomplete response*), **LEF** = Leflunomid, **GC** = Glukokortikoid, **n.a.** = nicht angegeben, **n.b.** = nicht bekannt.

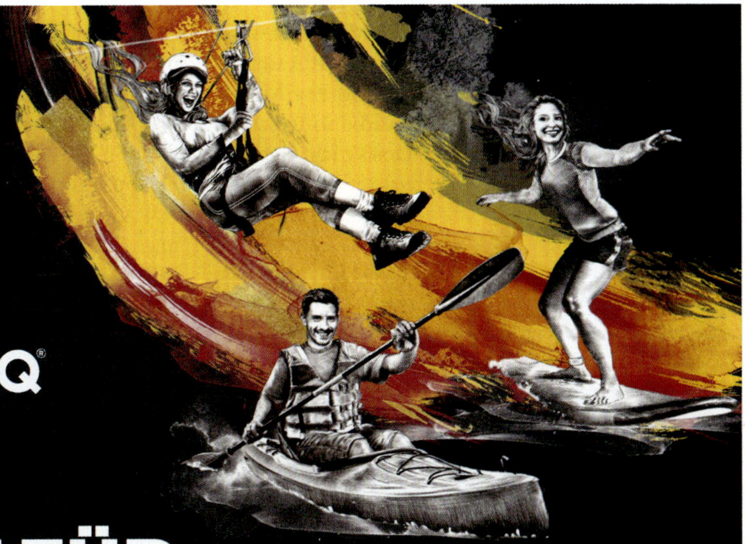

Placebo festgestellt. Die Dauer der Morgensteifigkeit wurde durch die Behandlung mit UPA um 85 Minuten deutlich gegenüber Placebo (34 Minuten) reduziert. Auch in dieser Studie unterschieden sich die 15 mg- und 30 mg-Dosis nicht wesentlich in ihrem Effekt.

SELECT-COMPARE

Mit SELECT-COMPARE (M14-465) beinhaltete auch das UPA-Zulassungsprogramm einen *head-to-head*-Vergleich mit ADA [38] wie im Studienprogramm von BARI und TOFA. In dieser Studie wurden 15 mg/Tag UPA + MTX gegen Placebo und ADA + MTX (40 mg s.c. alle 2 Wochen) über einen Zeitraum von 48 Wochen getestet. Die eingeschlossenen 1.629 Patienten mit moderater bis schwerer RA hatten nicht genügend auf MTX angesprochen und wurden 2 : 2 : 1 randomisiert auf die Behandlungsarme verteilt. Alle Patienten erhielten MTX weiter. Nach 14 Wochen erfolgte eine erste Analyse der Daten, und Patienten, die bis dahin nicht adäquat angesprochen hatten, konnten vom Placebo- oder ADA-Arm zum UPA-Arm wechseln oder von UPA zu ADA. Daten nach 26 und auch 48 Wochen zeigten eine konstante Überlegenheit von UPA gegenüber ADA bezüglich des Erreichens eines DAS28-CRP <3,6, aber auch einer DAS-CRP und auch der strengeren Boolean-Remission. Ebenso war UPA dem ADA bei der Reduktion von Schmerzen (*Pain* VAS) und bei der Verbesserung der Funktion (HAQ-DI) überlegen. Auch die radiologische Progression wurde in dieser Studie untersucht. Es zeigte sich eine signifikante Reduktion der Progression unter UPA 15 mg/Tag + MTX über alle angewandten Scores (mTSS, Erosions-Score, JSN). Eine Überlegenheit von UPA + MTX gegenüber ADA + MTX wurde nicht gezeigt. Auch diese Studie wird noch einfachverblindet mit UPA 15 mg/Tag oder Adalimumab über fünf Jahre bis Mai 2022 fortgesetzt.

SELECT-MONOTHERAPY

Die SELECT-MONOTHERAPY (M15-555) schloss 648 Patienten mit moderater oder schwerer RA ein, die unzureichend auf MTX angesprochen hatten [39]. Die Patienten wurden auf drei Behandlungsarme zu gleichen Teilen zufällig verteilt. Die Patienten erhielten entweder MTX in Monotherapie weiter oder wurden mit 15 mg bzw. 30 mg/Tag UPA zunächst über 14 Wochen therapiert. Die mit MTX behandelten Patienten wurden danach auf 15 mg oder 30 mg UPA in Monotherapie umgestellt und werden ebenfalls noch bis Juli 2022 über insgesamt fünf Jahre weiter beobachtet. Die Therapie war mit beiden Dosen UPA jeweils der MTX-Monotherapie bezüglich der primären Endpunkte der Studie ACR20-Ansprechen (UPA30 33 %, UPA15 23 %, MTX 3 %) bzw. LDA nach DAS28CRP <3,2 (UPA30 53 %, UPA15 45 %, MTX 19 %) signifikant überlegen. Eine radiologische Bewertung der Progression wurde in dieser Studie nicht vorgenommen. Während in der SELECT-NEXT-Studie UPA auf dem Hintergrund einer fortgesetzten csDMARD-Therapie untersucht wurde, wurde in SELECT-MONOTHERAPY zum ersten Mal UPA in Monotherapie getestet. Auch bei den übrigen gemessenen Studienendpunkten wie beispielsweise ACR50-Ansprechen (UPA30 52 %, UPA15 42 %, MTX 15 %) und ACR70-Ansprechen (UPA30 33 %, UPA15 23 %, MTX 3 %) oder DAS28CRP-Remission (UPA30 41 %, UPA15 28 %, MTX 8 %) war die Behandlung mit UPA in Monotherapie dem MTX in Monotherapie überlegen. In diesen Studien fanden sich auch bei einigen Parametern eine zumindest numerische Überlegenheit der 30 mg-Dosis gegenüber der 15 mg-Dosis, welche in SELECT-NEXT und SELCECT BEYOND bei gleichzeitiger Therapie mit csDMARD, aber auch in der SELECT EARLY-Studie in Monotherapie von MTX-naiven Patienten nicht aufgefallen war.

SELECT-BEYOND

Schließlich untersuchte die SELECT-BEYOND (M13-542)-Studie Patienten mit moderater oder schwerer RA, die nicht adäquat auf eine Behandlung mit bDMARD angesprochen hatten [40]. 499 Patienten wurden eingeschlossen und zufällig auf die drei Behandlungsarme Placebo, UPA 15 mg/Tag und UPA 30 mg/Tag verteilt. Das primäre Studienziel war erneut die Rate der Patienten mit ACR20-Ansprechen bzw. mit Erreichen der über DAS28-CRP <3,2 definierten niedrigen Krankheitsaktivität nach 12 Wochen. Auch hier wird die Nachbeobachtung über fünf Jahre nach einfachverblindeter Umstellung von Placebo auf 15 mg bzw. 30 mg UPA bis zum Februar 2022 fortgesetzt. Die radiologische Progression wurde auch in dieser Studie nicht untersucht. Nach 12 Wochen konnten an dieser anspruchsvollen Studienpopulation die primären Studienziele erreicht werden, wobei auch eine Kombination der Studienmedikation mit bis zu zwei csDMARDs erlaubt war. Es zeigte sich eine signifikante Überlegenheit der UPA-Behandlung gegenüber Placebo bezüglich des Prozentsatzes an Patienten, die ein ACR20-Ansprechen (UPA30 65 %, UPA15 56 %, Placebo 28 %) oder eine niedrige Krankheitsaktivität (UPA30 42 %, UPA15 43 %, Placebo 14 %) nach 12 Wochen erreichten. Das ACR70-Ansprechen war aber in dieser Studienpopulation nur zwischen UPA 30 mg/Tag und Placebo, nicht jedoch unter 15 mg UPA signifikant besser. Nach Umstellen der Placebogruppe auf die Verumarme glich sich das Ansprechen in allen gemessenen Parametern innerhalb von 4 Wochen der Verumgruppe an, was erneut den schnellen Wirkeintritt der JAK-Inhibitoren belegt.

3.1.4. JAK1/2-Inhibitor Filgotinib – Zulassungsstudien

FIL (Jyseleca™) hemmt JAK1 und JAK2 mit etwa derselben Potenz. Allerdings werden bei der verabreichten Dosis von 200 mg/Tag mit einer Cmax von ca. 6 µM theoretisch auch JAK3 und TYK2 effektiv gehemmt. *In vitro*-Untersuchungen, präklinische Modelle und klinische Beobachtungen zeigen aber, dass die primäre Wirkung über die Inhibition von JAK1/2 vermittelt wird mit bevorzugter Hemmung von JAK1-Stoffwechselwegen sowie einer Hemmung der Signalwege von IL-6, IL-2 und IFN-α [41]. FIL weist dabei etwa 10-fach höhere IC_{50}-Werte im Vergleich zu den anderen, klinisch verfügbaren JAK-Inhibitoren auf, weshalb es auch in der höchsten absoluten Dosierung eingesetzt wird [41, 42]. Ein Metabolit der aktiven Substanz, GS-829845, hemmt die Aurora B-Kinase, die bei der Regulation des Zellzyklus eine Rolle spielt, in einer Konzentration, die bei klinischer Anwendung erreicht wird [41]. Die klinische Relevanz dieser Hemmung ist nicht untersucht worden. Im präklinischen Programm fiel ein negativer Einfluss auf die männliche Fertilität auf, für den eine konkrete Erklärung fehlte. Die FDA hat deshalb vor Zulassung zunächst mehr Daten gefordert. Die empfohlene Dosis in der EU beträgt 200 mg/Tag, bei über 75-Jährigen oder bei Patienten mit mittelschwerer oder schwer eingeschränkter Nierenfunktion (CrCl 15 bis <60 ml/min) wird eine Dosis von 100 mg/Tag empfohlen. Wie die anderen für die Indikation RA zugelassenen JAK-Inhibitoren wird auch FIL bei Patienten mit moderater bis schwerer, aktiver RA, die auf ein oder mehrere DMARDs nicht angesprochen haben oder diese nicht vertragen haben, eingesetzt. Es kann dann in Monotherapie oder in Kombination mit MTX verwendet werden.

Phase III-Studien

Im Phase III-Programm wurden drei Zulassungsstudien durchgeführt (FINCH1 [43], FINCH2 [44], FINCH3 [45], ☞ Tab. 3.4).

▶ FINCH1

Mit der FINCH1-Studie beinhaltet auch das Studienprogramm von FIL einen direkten Vergleich mit ADA. In dieser Studie wurden 1.759 Patienten mit moderater oder schwerer, aktiver Arthritis eingeschlossen, die auf MTX nicht adäquat ansprachen [43]. Die Patienten wurden vier Behandlungsarmen, FIL 200 mg, FIL 100 mg, ADA 40 mg/2 Wo oder Placebo, zufällig zugeteilt. MTX wurde als Hintergrundtherapie weitergeführt. Primärer Studienendpunkt war der prozentuale Anteil von Patienten mit einem ACR20-Ansprechen nach 12 Wochen. Nach 24 Wochen wurden Patienten im Placeboarm auf die Verumarme verteilt und über ein Jahr weiter beobachtet. Der primäre Studienendpunkt nach 12 Wochen wurde erreicht, und es zeigte sich eine signifikante Überlegenheit von FIL in beiden Dosen gegenüber Placebo, jedoch nur mit der 200 mg/Tag Dosis gegenüber ADA (ACR20 nach 12 Wochen FIL200 77 %, FIL100 70 %, ADA 71 %, Placebo 50 %), die in Woche 24 und Woche 52 nicht mehr nachweisbar war. Auch für die übrigen untersuchten Parameter (ACR50, ACR70, DAS28CRP <3,2, DAS28CRP <2,6, mittlere Änderung des CDAI) zeigte FIL im Vergleich zu Placebo eine konstante Überlegenheit, was im Vergleich zu ADA nur für die höhere Dosis zutraf. Auch in der Analyse nach 24 und 52 Wochen blieb das Ergebnis im Wesentlichen gleich, eine Überlegenheit gegenüber ADA konnte nach 52 Wochen aber nur noch für DAS28CRP <2,6 und DAS28CRP <3,6 mit der FIL-Dosis 200 mg/Tag gezeigt werden. Auch das radiologische Ansprechen wurde nach 24 und 52 Wochen dokumentiert. Nach 24 Wochen war der Anteil von Patienten ohne radiologische Progression (FIL200 88 %, FIL100 86 %, ADA 86 %, Placebo 81 %) lediglich höher in der FIL200-Gruppe im Vergleich zu Placebo, wohingegen die Veränderung des mTSS (FIL200 0,13, FIL100 0,17, ADA 0,16, Placebo

0,37) nach 24 Wochen für beide FIL-Dosen der Placebobehandlung signifikant überlegen war. Auch nach 52 Wochen zeigte sich keine Überlegenheit gegenüber ADA. Die Funktion gemessen mittels HAQ-DI verbesserte sich nach 12 und 24 Wochen in der FIL-Gruppe für beide Dosierungen signifikant mehr als unter Placebo (12 Wochen: FIL200 -0,69, FIL100 -0,56, ADA -0,61, Placebo - 0.42). Eine Überlegenheit gegenüber ADA konnte auch nach 52 Wochen nicht dokumentiert werden.

FINCH2

Die FINCH2-Studie untersuchte 448 Patienten mit aktiver, moderater oder schwerer RA trotz vorheriger Therapie mit einem bDMARD, die zufällig auf drei Behandlungsarme (FIL200, FIL100, Placebo) verteilt wurden [44]. Eine zusätzliche Therapie mit einem oder zwei csDMARD (ohne die Kombination LEF/MTX) war erlaubt. Der primäre Studienendpunkt war erneut der Prozentsatz an Patienten, die nach 12 Wochen ein ACR20-Ansprechen zeigten. Eine Beurteilung der radiologischen Progression wurde nicht durchgeführt. Insgesamt lief die Studie über 24 Wochen. Das primäre Studienziel wurde auch in dieser Studie mit beiden FIL-Dosierungen erreicht und eine signifikante Überlegenheit gegenüber Placebo beim ACR20-

Studienname	FINCH1	FINCH2	FINCH3
Anzahl Patienten	1.759	448	1.249
Studienpopulation	MTX-IR	bDMARD-IR	bisher kein MTX
Hintergrundtherapie	+ MTX	≤2 csDMARDs (kein MTX + LEF)	keine
Behandlungsarme	• FIL 200 mg/Tag • FIL 100 mg/Tag • ADA 40 mg/2 Wo s.c. • Placebo	• FIL 200 mg/Tag • FIL 100 mg/Tag • Placebo	• FIL200 + MTX • FIL100 + MTX • FIL200 Mono • MTX Mono
Primärer Endpunkt	12 Wo: ACR20	12 Wo: ACR20	24 Wo: ACR20
Gesamtdauer	52 Wochen	24 Wochen	52 Wochen
Radiologische Bewertung	ja	nein	ja
Ergebnisse			
	FIL200 vs. Placebo	FIL200 vs. Placebo	FIL200 + MTX vs. MTX Mono
ACR20	p<0,001 nach 12 Wo	p<0,001 nach 12 Wo	p<0,001 nach 24 Wo
ΔmTSS nach 24 Wochen	p<0,001	—	n.s.
ΔHAQ-DI	p<0,001	p<0,001	p<0,001
	FIL100 vs. Placebo	FIL100 vs. Placebo	FIL100 + MTX vs. MTX Mono
ACR20	p<0,001 nach 12 Wo	p<0,001 nach 12 Wo	p<0,05 nach 24 Wo
ΔmTSS nach 24 Wochen	p<0,001	—	n.s.
ΔHAQ-DI	p<0,001	p<0,001	p<0,01
	FIL200 vs. ADA	—	FIL200 Mono vs. MTX
ACR20	p<0,05 nach 12 Wo	—	n.s.
ΔmTSS nach 24 Wochen	n.s.	—	p<0,01
ΔHAQ-DI	n.s.	—	p<0,05
	FIL100 vs. ADA	—	—
ACR20	n.s.	—	—
ΔmTSS nach 24 Wochen	n.s	—	—
ΔHAQ-DI	n.s.	—	—

Tab. 3.4: Phase III-Studien mit Filgotinib (**FIL**) bei RA. **csDMARD** = konventionelles synthetisches DMARD, **bDMARD** = biologisches DMARD, **ADA** = Adalimumab, **MTX** = Methotrexat, **IR** = unzureichendes Ansprechen (*incomplete response*), **LEF** = Leflunomid, **n.s.** = nicht signifikant.

Ansprechen (FIL200 66 %, FIL100 58 %, Placebo 31 %) dokumentiert, die auch nach 24 Wochen konstant vorlag. Auch in den übrigen untersuchten Parametern (ACR50, ACR70, DAS28CRP <3,2, DAS28CRP <2,6, mittlere Änderung des CDAI) war diese Überlegenheit für beide Dosierungen von FIL und an beiden Analysezeitpunkten nachweisbar. Der HAQ-DI verbesserte sich nach 12 und 24 Wochen in der FIL-Gruppe für beide Dosierungen signifikant mehr als unter Placebo (nach 12Wochen FIL200 -0,55, FIL100 -0,48, Placebo -0,23).

▶ FINCH3

In der FINCH3-Studie wurden schließlich 1.249 MTX-naive Patienten mit moderater oder schwerer, aktiver RA in vier Behandlungsarmen (FIL200 + MTX, FIL100 + MTX, FIL200 Mono, MTX Mono) untersucht [45]. Der primäre Studienendpunkt war erneut die Rate an Patienten mit einem ACR20-Ansprechen, jedoch nach 24 Wochen. Die Studie wurde dann bis Woche 52 fortgeführt. Für das primäre Studienziel zeigte sich eine Überlegenheit der Kombinationstherapie FIL + MTX in beiden Dosierungen gegenüber der MTX-Monotherapie (ACR20-Ansprechen nach 24 Wochen FIL200 + MTX 81 %, FIL100 + MTX 80 %, MTX 71 %). Die FIL200-Monotherapie war aber der MTX-Monotherapie nicht überlegen. Bei der Analyse nach 52 Wochen zeigte sich dann aber eine signifikante Überlegenheit aller FIL-Studienarme gegenüber MTX Mono bezüglich des ACR20-Ansprechens (ACR20-Ansprechen nach 52 Wochen FIL200 + MTX 75 %, FIL100 + MTX 73 %, FIL200 Mono 75 %, MTX 62 %). In allen weiteren untersuchten Parametern (ACR50, ACR70, DAS28CRP <3,2, DAS28CRP <2,6, mittlere Änderung des CDAI) konnte eine signifikante Überlegenheit der FIL + MTX- und FIL200-Monotherapie gegenüber der MTX-Monotherapie zu allen Zeitpunkten (12, 24, 52 Wochen) gezeigt werden. Das radiologische Ansprechen wurde nach 24 und 52 Wochen analysiert, und nach 24 Wochen war der Anteil von Patienten ohne radiologische Progression (FIL200 + MTX 81 %, FIL100 + MTX 77 %, FIL200 Mono 83 %, MTX Mono 72 %) lediglich höher in der FIL200+MTX- und in der FIL200-Mono-Gruppe im Vergleich zu MTX Mono, wohingegen die Veränderung des mTSS (FIL200 + MTX 0,21, FIL100 + MTX 0,22, FIL200 Mono -0,04, MTX 0,51) nach 24 Wochen der MTX-Monotherapie nur bei der FIL200 Mono-Behandlung signifikant überlegen war. Nach 52 Wochen hingegen war die Zunahme des mTSS für alle FIL-Gruppen signifikant kleiner als unter MTX-Monotherapie (FIL200 + MTX 0,31, FIL100 + MTX 0,23, FIL200 Mono 0,33, MTX 0,81), der Anteil der Patienten ohne jegliche Progression (FIL200 + MTX 81 %, FIL100 + MTX 76 %, FIL200 Mono 77 %, MTX 71 %) aber nur in der FIL200 + MTX-Gruppe der MTX-Monotherapie überlegen. Der HAQ-DI zeigte sich sowohl nach 12 als auch nach 24 und 52 Wochen in der FIL200+MTX- und in der FIL200-Monotherapiegruppe mehr gebessert als unter der MTX-Monotherapie (nach 24Wo FIL 200 + MTX -0,94, FIL100 + MTX -0,90, FIL200 Mono -0,89, MTX -0,79). Nach 52 Wochen konnte dieser Unterschied in der FIL100+MTX-Gruppe nicht mehr nachgewiesen werden. Zusammenfassend bestätigt sich auch in dieser Studie die leichte Überlegenheit der FIL200- gegenüber einer FIL100-Dosierung.

3.2. JAK-Inhibitoren – das Wichtigste im Vergleich

> JAK-Inhibitoren stellen eine attraktive Ergänzung der vorhandenen medikamentös-therapeutischen Möglichkeiten für die Behandlung der rheumatoiden Arthritis dar.

Alle vier Substanzen

- Baricitinib (BARI)
- Tofacitinib (TOFA)
- Upadacitinib (UPA) und
- Filgotinib (FIL)

sind bei Patienten mit moderater oder schwerer, aktiver RA nach Versagen oder Unverträglichkeit von mindestens einem DMARD zugelassen. Gegenüber bisher verfügbaren DMARDs kombinieren die JAK-Inhibitoren, aufgrund der oralen Applikationsmöglichkeit und der schnellen Wirkung Vorteile von csDMARD mit denen klassischer bDMARDs. Weitere Vorteile sind die geringe Immunogenität, wie sie bei proteinbasierten bDMARDs ein Problem darstellen kann, und die sehr kurze Halbwertszeit, die eine gute Steuerbarkeit ermöglicht, was von keinem bisher verfügbaren DMARD übertroffen wird. Die Effektivität als Immunmodulatoren beweisen JAK-Inhibitoren in kontrollierten Studien dabei nicht nur bei der RA, sondern bei zahlreichen weiteren Erkrankungen mit immunologischer Komponente wie bei der Psoriasis-Arthritis (☞ Kap. 4.), der ankylosierenden Spondylitis, dem systemischen Lupus erythematodes, der Colitis ulcerosa, dem Morbus Crohn und der atopischen Dermatitis [46]. Daten aus den Zulassungsstudien, aber auch Langzeitdaten [47-50] zeigen, dass die Abbruchrate der Therapie, z.B. mit Tofacitinib [51] niedrig ist und nach fünf Jahren ca. die Hälfte der Patienten bei der Therapie geblieben ist. Obwohl die verfügbaren JAK-Inhibitoren mit unterschiedlich starker Affinität an die verschiedenen JAKs binden [42], sind die klinische Wirkung und das Nebenwirkungsprofil weitgehend uniform (☞ Abb. 3.1-3.3).

Aufgrund ihrer sehr breiten Wirkung ist der Effekt im immunologischen Netzwerk wahrscheinlich wichtiger als die einzelnen Zytokinpfade, die mehr oder weniger stark und auch nicht komplett gehemmt werden. Die genaue Wirkweise ist aufgrund dieser Komplexität aber tatsächlich noch nicht gut verstanden, obwohl vordergründig sehr klar ist welche Signalpfade für wie lange und mit welcher Effektivität gehemmt werden [42]. Über alle JAK-Inhibitoren kann man eine breite Effektivität auch mit Verbesserung in quasi allen untersuchten *Patient Reported Outcomes* (PROs) für alle Substanzen feststellen [52-69]. So wird z.B. für TOFA und BARI nach dreimonatiger Therapie eine Normalisierung ausgewählter PROs, z.B. *Patient Global Assessment of Disease Activity* (PtGA), FACIT-F, Pain, HAQ und SF-36 für 11-51 % der Patienten berichtet [60, 64, 68]. Sowohl die Studien nach csDMARD- als auch bDMARD-Versagen zeigen eine *number needed to treat* (NNT) unter 10 für die signifikante Verbesserung von PROs [52, 54, 62, 67, 70]. Remissionsraten, die in den Zulassungsstudien mit den einzelnen JAK-Inhibitoren nach 3 und 6 Monaten im Median erreicht werden, sind in Abb. 3.2 dargestellt [16, 17, 43, 71]. Die höchsten Remissionsraten werden nach DAS28 (CRP) erreicht, wobei diese über die relativ starke Gewichtung des CRP in der Berechnung überschätzt werden kann. Dies liegt daran, dass JAK-Inhibitoren über die Blockade der JAK1/2 IL-6 Signale blockieren und damit ähnlich den anti-IL-6-Therapien die CRP-Bildung in der Leber direkt unterdrücken.

Ein direkter Vergleich der verschiedenen JAK-Inhibitoren ist allerdings nicht möglich, da die Daten aus unterschiedlichen Studien stammen. Dennoch kann man sehen, dass Remissionsraten nach 6 Monaten nochmals höher liegen als nach 3 Monaten und dass sich die einzelnen Substanzen nicht wesentlich voneinander unterscheiden, auch was die strengen Boolean-Remissionskriterien betrifft. Das zügige Erreichen der Remission bei ca. 10-20 % der Patienten nach 12 Wochen zeigt den schnellen Wirkeintritt unter JAK-Inhibition. Da es sich um eine Patientengruppe nach csDMARD-Versagen handelt, unterstreichen diese Daten auch das gute Ansprechen in dieser Studienpopulation und sprechen für einen frühen Einsatz der JAK-Inhibitoren im Therapiealgorithmus nach csDMARD-Versagen.

Eine Besonderheit im Rahmen der klinischen Testung der JAK-Inhibitoren bei RA stellt der direkte Vergleich mit ADA dar. Daten im direkten Vergleich mit den anderen anti-TNF-Medikamenten liegen bisher nicht vor. In allen Vergleichsstudien konnte eine Nicht-Unterlegenheit (TOFA 5 mg 2x täglich + MTX [32], FIL 200 mg/Tag + MTX [43]) bzw. Überlegenheit (BARI 4 mg/Tag + MTX [16], UPA 15 mg/Tag + MTX [72]) der getesteten JAK-Inhibitoren gegenüber der Therapie mit ADA 40 mg/2 Wochen gezeigt werden. In einer weiteren Studie mit TOFA + MTX gegen ADA + MTX konnte die initial gezeigte Überlegenheit nicht mehr bestätigt werden [32]

Zusammenfassend deuten die Ergebnisse darauf hin, dass ADA und JAK-Inhibitoren im Wesentlichen als gleichwertig betrachtet werden können.

In der weiteren Analyse der Daten zeigte sich die teilweise gefundene Überlegenheit vor allem aufgrund eines besseren Effektes der JAK-Inhibition auf die PROs, nicht auf die Anzahl schmerzhafter und geschwollener Gelenke. Die JAK-Inhibition scheint also bezüglich der Verbesserung von PROs einen Vorteil zu bieten, der in die Entscheidung für einen frühen Einsatz von JAK-Inhibitoren einfließen kann. Die gegenwärtige Datenlage erlaubt allerdings nicht einen generellen Vorteil oder Gleichwertigkeit gegenüber allen bDMARD anzunehmen, da entsprechende Vergleichsstudien fehlen.

Schmerz ist eines der Kardinalsymptome der RA, und trotz adäquater Entzündungshemmung berichtet ein Drittel der Patienten von einer weiterbestehenden Schmerzproblematik [73].

Besonders die schnelle Beseitigung des akuten Entzündungsschmerzes ist für alle JAK-Inhibitoren gut dokumentiert.

In einer Metaanalyse der Zulassungsstudien zeigte sich für TOFA ein dosisabhängiger, schmerzreduzierender Effekt [74]. Patienten berichten bei Einnahme von 5 mg TOFA zweimal täglich in der Monotherapie von einer Reduktion der selbstberichteten Schmerzen um 50 % nach sechs Wochen – ein Effekt, der auch nach zwei Jahren noch konstant bei 51 % angegeben wird. Im Vergleich hierzu kommt es unter MTX-Therapie bei guter Verträglichkeit und Ansprechen auf die Therapie nach zwei Jahren zu einer 47%igen Verbesserung von Schmerzen, unter ADA dagegen nur zu einer Reduktion um 32 % nach 6 Monaten [74]. Die Schmerzreduktion scheint auf längere Sicht bei gutem Ansprechen unter MTX und TOFA zwar nach zwei Jahren vergleichbar, der Wirkeintritt der Schmerzreduktion ist unter TOFA und auch allen anderen JAK-Inhibitoren aber deutlich schneller, wobei einige Patienten sogar über einen Effekt innerhalb von 24 Stunden berichten [61].

Auch für BARI zeigt eine Betrachtung von *Patient Reported Outcomes* (PROs) im Rahmen der RA-Beacon-Studie in dieser bDMARD-therapierefraktären Population eine Verbesserung in allen erhobenen PROs einschließlich Funktion (HAQ-DI), Fatigue (FACIT-F), globaler Krankheitsaktivität eingeschätzt durch den Patienten (PtGA), Morgensteifigkeit (MSJ) und auch Schmerz im Vergleich zu Placebo [52]. Dabei zeigte sich ebenfalls eine Dosisabhängigkeit mit besserer Schmerzreduktion in der 4 mg/Tag-Gruppe im Vergleich zu 2 mg/Tag. Bei der ersten Visite eine Woche nach Studieneinschluss konnte man bereits eine signifikante Schmerzreduktion in der Baricitinib 4 mg/Tag-Gruppe feststellen. Dies bedeutet einen weiteren Hinweis auf einen schnellen Wirkeintritt bezüglich der Schmerzreduktion. Frühere Datenpunkte wurden nicht analysiert, weshalb durchaus ein noch schnellerer Wirkungseintritt möglich ist.

Trotz der etwas unterschiedlichen molekularen Wirkspektren ist der Einfluss auf PROs und Schmerz zwischen allen JAK-Inhibitoren vergleichbar. So konnte man auch für UPA in der bDMARD-IR-Population eine rasche signifikante Verbesserung in allen gemessenen PROs einschließlich Schmerz im Vergleich zu Placebo innerhalb von 12 Wochen und mit beiden getesteten Dosen (UPA 15 bzw. 30 mg/Tag) dokumentieren [68]. Die mittlere Zeit bis zur signifikanten Schmerzreduktion in beiden Dosisgruppen war mit 14 Tagen gleich [68]. Auch dies war der erste Analysezeitpunkt, ein noch schnellerer Wirkeintritt ist wahrscheinlich.

Die Frage, ob die JAK-Inhibition auch eine Verbesserung chronifizierter Schmerzen oder bei Schmerzen mit größerem neuropathischem Anteil bringen kann muss aufgrund fehlender Studiendaten momentan offen bleiben. Die oben diskutierte schnelle Schmerzreduktion ist am ehesten auf eine rasche Unterdrückung der Entzündung zurückzuführen, da auch das positive Ansprechen der Entzündung bereits zum selben frühen Zeitpunkt festgestellt wurde [18, 40, 69]. Andererseits handelt es sich gerade bei der bDMARD-IR-Population um Patienten mit längerer Krankheitsdauer und einem höheren Risiko für chronifizierte Schmerzen [75], so dass das gute und schnelle Ansprechen des Schmerzes ggf. auf einen vom akuten Entzündungsschmerz unabhängigen Effekt auf periphere und zentrale Sensibilisierung hindeuten könnte. Systematische klinische Untersuchungen fehlen hierzu jedoch bislang.

3.3. Sicherheit und Verträglichkeit einschließlich Impfungen

Das Sicherheitsprofil aller JAK-Inhibitoren zur Anwendung bei RA unterscheidet sich auch in den Langzeitdaten kaum voneinander [47-49, 76]. Im Wesentlichen entspricht es auch dem bekannten Profil bei TNF-Hemmern bzw. bDMARDs. Wie bei den bDMARDs stehen Infektionen als mögliche Nebenwirkung im Vordergrund.

Daten zu schweren Infektionen sind deshalb besonders interessant und zeigten in den kontrollierten Zulassungsstudien und Langzeitstudien gleich viele oder sogar tendenziell weniger schwere Infektionen pro 100 Patientenjahre unter JAK-Inhibition im Vergleich zu bDMARD, wobei die Studien nicht direkt miteinander verglichen werden können (☞ Abb. 3.3).

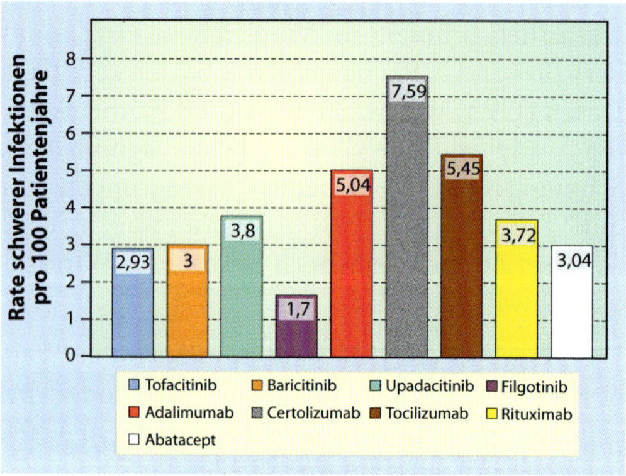

Abb. 3.3: Die berichtete Rate an schweren Infektionen in den Zulassungsstudien im Vergleich zwischen bDMARD und JAK-Inhibitoren. Die Daten sind allerdings nicht direkt miteinander vergleichbar. Die Daten sind zusammengefasst aus [77] sowie der Produktinformation zu den jeweiligen Substanzen auf den Seiten der *European Medicines Agency*.

Was man in jedem Fall festhalten kann ist, dass die Rate an schweren Infektionen in kontrollierten Studien unter JAK-Inhibitoren und Biologika vergleichbar sind, auch wenn einige substanzspezifische Unterschiede vorhanden sind. Auch weitere Postmarketing-Vergleiche ordnen die JAK-Inhibitoren hinsichtlich des Risikos für schwere Infektionen in den Bereich der bDMARD ein. In einer Metaanalyse von Versicherungsdaten von fast 131.000 Patienten wurde TOFA mit sieben bDMARDs verglichen und es zeigte sich eine *Hazard Ratio* (HR) für schwere Infektionen von 3,52 (2,94–4,18) was zwischen Etanercept (HR 2,32) mit dem niedrigsten und Infliximab (HR 5,75) mit dem höchsten Risiko eingeordnet werden konnte und in etwa gleichwertig zu ABA (HR 3,45), ADA (HR 2,83) und TOZ (HR 3,61) war. Aus Sicherheitsgründen empfiehlt die EMA für BARI allerdings eine Dosisreduktion auf 2 mg/Tag für Patienten über 75 Jahre und chronischen oder wiederkehrenden Infektionen in der Vergangenheit.

Einige wichtige Unterschiede zum Risikoprofil von bDMARD gibt es aber dennoch. Zu erwähnen ist die höhere Inzidenz von Herpes zoster, am ehesten aufgrund der Inhibition von antiviralen Interferon-Signalpfaden. Bereits in den Zulassungsstudien zeigten sich Hinweise auf eine Zunahme der Herpes zoster-Frequenz bei höherer Dosis, mit zunehmendem Alter bzw. längerer Krankheitsdauer, bei bereits stattgehabter Herpes zoster-Infektion und unter Vorbehandlung mit bDMARD. Auch asiatische Patienten scheinen ein höheres Risiko für eine Herpes zoster-Reaktivierung aufzuweisen, und ein positiver VZV-Antikörperspiegel nach durchgemachter Windprockeninfektion ist ebenfalls nicht sicher protektiv. In Abstraktform liegen Daten aus dem deutschen RABBIT-Register vor, die zeigen, dass die Inzidenz pro 100 Patientenjahre für Herpes zoster im Vergleich zu csDMARD bei der Behandlung mit JAK-Inhibitoren deutlich erhöht ist (JAKI: 2,49, csDMARD 0,58 [78]). Die Inzidenzraten pro 100 Patientenjahre für Herpes zoster unterscheiden sich dabei nicht wesentlich zwischen den JAK-Inhibitoren (TOFA 3,6, BARI 3,7, UPA 3,7) [49, 76, 79]. Wie auch bei den schweren Infektionen schneidet interessanterweise FIL mit 1,6/100 Patientenjahren numerisch am besten ab, ein direkter Vergleich ist aber auch hier nicht möglich und weitere Daten müssen zeigen, ob sich dieser Vorteil von FIL bestätigt. Generell handelt es sich bei Herpes zoster-Fällen unter JAK-Inhibition meist um limitierte Formen, schwere oder disseminierte Formen kommen selten vor.

Seit 2018 steht mit Shingrix™ ein Totimpfstoff (Antigen gE, Adjuvans AS01B) gegen Gürtelrose zur Verfügung, welcher für die Prophylaxe einer Herpes zoster-Infektion bei gefährdeten Patienten ab 18 Jahren eingesetzt werden könnte. Daten zur Effektivität bei RA liegen nicht vor, eine Studie zur Sicherheit bei Patienten mit RA zeigte aber eine relativ hohe Frequenz milder Schübe (25 % der Patienten) nach Impfung im Vergleich zur Vaskulitis und PMR [80]. Die gleichzeitige Therapie mit Glukokortikoiden zum Zeitpunkt der Impfung war mit einem erhöhten Risiko für einen Schub assoziiert. Die Autoren kommen dennoch zu dem Schluss, dass die Impfung sicher ist, allerdings präferenziell dann geimpft werden sollte, wenn die Erkrankung gut unter Kontrolle und die GC-Therapie minimal ist [80]. Eine ebenfalls noch verfügbare Lebendimpfung gegen Herpes zoster ist wie alle Lebendimpfungen unter immunsuppressiver Therapie kontraindiziert.

Zum Thema "Impfen unter JAK-Inhibitoren" liegen aktuell nur wenige Daten für die RA vor. Eine

Studie untersuchte RA-Patienten unter laufender BARI-Therapie mit und ohne MTX im Rahmen der Langzeit-Beobachtungsphase (RA-BEYOND) bezüglich des Ansprechens auf den Pneumokokken-Konjugatimpfstoff (PCV-13) und die Tetanusimpfung (TTV) [81]. Der primäre Endpunkt der Studie war der mindestens zweifache Anstieg der anti-Pneumokokkenantikörper gegen mindestens sechs der geimpften dreizehn Serotypen und der mindestens vierfache Anstieg der anti-Tetanus-Antikörper. Unter laufender Therapie mit BARI erreichten 68 % der Patienten den primären Endpunkt nach PCV-13-Impfung, dagegen nur 43 % der Patienten nach Tetanusimpfung bei insgesamt guter Verträglichkeit. Interessanterweise hatte eine Steroidtherapie in dieser Studie keinen Einfluss auf den Impferfolg. Leider war aufgrund der geringen Patientenzahl (n=106) weder eine Subgruppenanalyse bezüglich des Einflusses von MTX noch bezüglich der Dosierung von BARI möglich. Auch wurde, wie empfohlen, nicht nach der PCV-13-Impfung eine PPSV-23-Impfung für den optimalen Impferfolg angeschlossen. Zusammenfassend zeigte sich ein gutes Ansprechen auf die Pneumokokkenimpfung, ähnlich wie bei der Psoriasis [82] und auch ähnlich mit dem Ansprechen auf TTV im Vergleich zu anderen Immunsuppressiva bei RA. Patienten unter TOFA zeigten eine reduzierte Antwort gegen den Polysaccharid-Impfstoff PPSV-23, was vor allem in der MTX behandelten Gruppe auffiel, aber ein gutes Ansprechen auf die Influenzaimpfung [83]. Ein kurzzeitiges Pausieren von TOFA für zwei Wochen verbesserte das Ansprechen nicht entscheidend [83].

Venös thrombotische Ereignisse einschließlich tiefer Beinvenenthrombose und Lungenembolie sind ebenfalls zu diskutieren. Signale für diese Nebenwirkung zeigten sich als erstes in den Sicherheitsdaten der Phase III-Studien mit BARI. Patienten, die die höhere BARI-Dosis von 4 mg/Tag erhielten, wiesen eine Inzidenz für venöse Thrombosen von 1,3/100 Patientenjahren auf. Bezieht man jedoch die Langzeitdaten mit ein, pendelte sich die Inzidenzrate unabhängig von der Dosierung bei ca. 0,5/100 Patientenjahren ein und liegt damit gleich der Inzidenzrate bei rheumatoider Arthritis im Allgemeinen [50]. Für UPA zeigte sich zwar ein Signal im Phase II-, jedoch nicht im Phase III-Studienprogramm. Auch für Tofacitinib lag im Phase II/III-Studienprogramm die Inzidienz venös thrombotischer Komplikationen mit 0,3/100 Patientenjahren im Rahmen der bekannten Inzidenzraten bei RA [49]. Im Rahmen der Pharmakovigilanzstudie ORAL Surveillance (Studie A3921133; NCT02092467) fiel dann aber eine erhöhte Rate von Lungenembolien und Mortalität in der TOFA-Dosierung 10 mg zweimal täglich bei Patienten über 50 Jahre und mit mindestens einem kardiovaskulären Risikofaktor im Vergleich zur Behandlung mit TNF-Hemmern auf. Dies veranlasste zunächst die FDA, dann auch die EMA im Mai 2019 eine entsprechende Warnung auszusprechen, die einen Gebrauch von TOFA bei Patienten mit erhöhtem Thromboserisiko bzw. Risiko für Lungenembolien beschränkt. Auch in Deutschland wurde daraufhin ein Rote-Hand-Brief (20190528) herausgegeben. Da ein Klasseneffekt trotzdem nicht ausgeschlossen werden kann, sind davon möglicherweise alle JAK-Inhibitoren betroffen.

JAK-Inhibitoren sollten deshalb v.a. bei Patienten mit erhöhtem thromboembolischen Risiko, aber auch bei älteren Patienten mit Vorsicht eingesetzt werden.

Der genaue Mechanismus und damit auch, ob es sich tatsächlich, wie vermutet, um einen Klasseneffekt handelt ist aber nicht endgültig geklärt [84].

Eine weitere Auswertung der ORAL-Surveillance-Studie hat nun im März 2021 zu einer weiteren Warnung geführt (Rote-Hand-Brief 20210325), da ein **erhöhtes Risiko für Malignome**, hauptsächlich Karzinome (HR 1,48, ohne *non-melanoma skin cancer*, NMSC) und schwere kardiovaskuläre Ereignisse, hauptsächlich Myokardinfarkt (HR 1,33, MACE [*major adverse cardiac events*]) für beide Dosierungen TOFA 5 mg und 10 mg/Tag im Vergleich zu anti-TNF festgestellt werden musste. Ob dies an der speziellen Studienpopulation (>50 Jahre, ≥1 kardiovaskulärer Risikofaktor, längere Krankheitsdauer ohne adäquate Kontrolle) liegt, ein spezifisches Problem von TOFA darstellt oder auch ein Klasseneffekt ist oder ob die Daten lediglich darauf hinweisen, dass eine anti-TNF-Therapie überlegen ist, diese Nebenwirkungen in dieser Population zu verhindern, muss sich im weiteren Verlauf und unter intensiver Beobachtung zeigen. In jedem Fall muss der Einsatz von TOFA neben einer Abwägung des Risikos für venös-thrombotische Ereignisse nun auch eine sorgfältige individuelle Betrachtung des kardiovaskulären Risikos und des Risikos für Malignome beinhalten. In einer zusammenfassenden Analyse von sechs Phase III- und zwei Langzeitstudien aus dem TOFA-Zulassungsprogramm zeigte sich das Risiko für kardiovaskuläre Ereignisse mit 0,4/100 Patientenjahre im Rahmen des zu erwartenden Risikos bei RA. Auch eine Metaanalyse über alle JAK-Inhibitoren und mehrere Indikationen zeigte weder ein erhöhtes Risiko für schwere kardiovaksuläre Ergnisse noch eine erhöhte Malignomrate [46]. Die ebenfalls unter JAK-Inhibitoren beobachteten Veränderungen im Cholesterinstoffwechsel zeigten im Falle einer Erhöhung des HDL und damit Verringerung des Cholesterin/HDL-Quotienten sogar einen protektiven Effekt bezüglich des Auftretens eines schweren kardiovaskulären Ereignisses über sieben Jahre Nachbeobachtung [85]. Auch für BARI konnte in ähnlichen gemeinsamen Analyse von mehrerer RCTs trotz Erhöhung von HDL und LDL bei gleichbleibendem LDL/HDL-Verhältnis kein erhöhtes Risiko für schwere kardiovaskuläre Ereignisse festgestellt werden und auch gezeigt werden, dass eine Statintherapie die möglichen Veränderungen normalisieren kann [86, 87]. Vorklinische Daten zu Ruxolitinib, ein relativ spezifischer Inhibitor des JAK2-Signalweges, zeigen sogar eine Verbesserung bei experimentell erzeugter Atherosklerose [88], so dass sich JAK-Inhibitoren auch bezüglich ihrer präferenziellen JAK-Spezifität im kardiovaskulären Risiko unterscheiden könnten.

Blutbildveränderungen sind meist transient und umfassen eine Erhöhung der Zahl der Blutplättchen (BARI), einen Abfall der NK-Zellen und Neutrophilen (BARI und TOFA) und des Hb-Wertes (BARI und UPA) sowie eine Transaminasen-Erhöhung. Der häufig beobachtete Anstieg der CK-Werte (selten unter FIL) ist eventuell, wie für UPA untersucht, auf eine gesteigerte Myofibroblasten-Funktion unter antientzündlicher Therapie zurückzuführen [89] und meist nicht therapielimitierend sowie reversibel.

Eine **Darmperforation** wird als weiteres Risiko angesehen, das bei JAK-Inhibition aufgrund der Inhibition des IL-6 Signalpfades (JAK1/2) höher liegt als unter anti-TNF mit allerdings etwas günstigerem Risikoprofil im Vergleich zu Tocilizumab [50].

Da JAK-Inhibitoren aufgrund unzureichender Daten **in der Schwangerschaft kontraindiziert** sind, wurden in allen kontrollierten Studien Schwangerschaften ausgeschlossen. Die Datenlage ist deshalb bei allen JAK-Inhibitoren ungenügend, und lediglich für TOFA sind Daten veröffentlicht, die zeigen, dass sich die Risiken für die Schwangerschaft und das Kind im Rahmen der normalerweise beobachteten Raten in der Allgemeinbevölkerung bewegen [90, 91], wobei in präklinischen Studien eine Teratogenität gezeigt werden konnte. Ei-

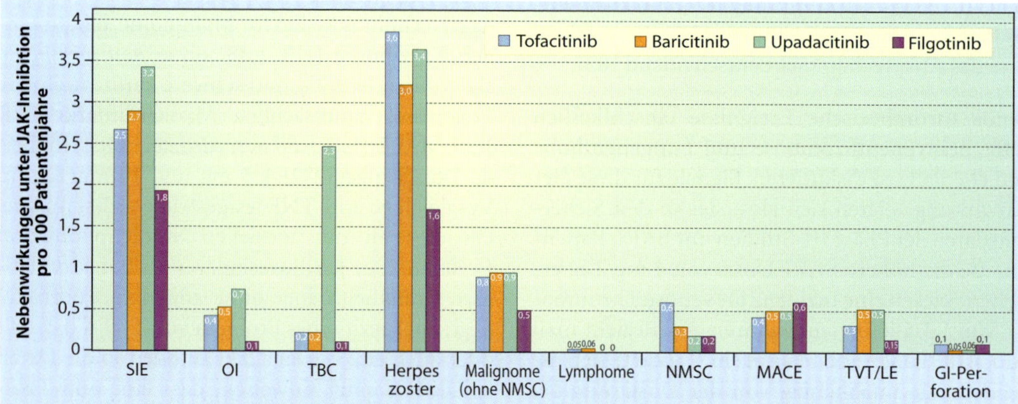

Abb. 3.4: Zusammenfassende Darstellung der Nebenwirkungen zwischen den vier für die RA zugelassenen JAK-Inhibitoren aus dem klinischen Studienprogram der einzelnen Substanzen [47-49, 76]. Auch hier sind die Daten nicht direkt miteinander vergleichbar, da sie aus unterschiedlichen Studien stammen. Dargestellt ist die Inzidenz der Nebenwirkung pro 100 Patientenjahre unter JAK-Inhibition. **SIE** = *serious infection event* (schwere Infektionen), **OI** = opportunistische Infektionen, **TBC** = Tuberkulose, **NMSC** = *non-melanoma skin cancer*, **MACE** = *major adverse cardiac event*. **TVT/LE** = tiefe Beinvenenthrombose/Lungenembolie, **GI** = gastrointestinal.

nen speziellen Fall stellt FIL dar, wo aufgrund präklinischer Studien ein negativer Einfluss auf die männliche Fertilität nicht ausgeschlossen werden kann. Für eine abschließende Beurteilung fehlen auch hier momentan noch weitere Daten, diese werden aber durch die laufenden MANTA-Studien in Kürze vorliegen. Das Nebenwirkungsprofil der JAK-Inhibitoren ist in Abb. 3.4 zusammenfassend dargestellt.

3.4. Stellenwert der JAK-Inhibitoren in aktuellen Empfehlungen und Leitlinien

JAK-Inhibitoren stellen als tsDMARD eine sehr gut wirksame Alternative zur Behandlung der RA dar, auch wenn csDMARDs oder bDMARDs keine ausreichende Wirkung zeigen.

Die verfügbaren Daten zeigen auch, dass tsDMARDs bei MTX naiven Patienten in Monotherapie oder Kombination mit MTX eine sehr wirksame *first line*-Therapie wären, was allerdings u.a. auch aus ökonomischen Gründen, aber auch aufgrund von Sicherheitsaspekten in den aktuellen Leitlinien nicht empfohlen wird. JAK-Inhibitoren zeigen eine gute Verträglichkeit, das Infektionsrisiko ist aber im Bereich der bDMARDs angesiedelt und liegt damit über dem Risiko bei der Behandlung mit csDMARDs. Andererseits ist auch bekannt, dass etwa 30-50 % der Patienten durch eine alleinige Therapie mit MTX, v.a. bei früher Therapieeinleitung, sehr gut ansprechen und damit sowohl Kosten als auch Risiken für viele Patienten vermieden werden können [92]. Die aktuellen Leitlinien empfehlen deshalb durchweg csDMARDs – in erster Linie MTX [92] – als *first line*-Therapie neben Steroiden [93, 94]. Bei Versagen oder Unverträglichkeit von MTX oder einem alternativen csDMARD kann bei günstiger Prognose zunächst eine csDMARD-Kombination versucht werden, bei ungünstiger Prognose oder Versagen der csDMARD-Kombinationstherapie wird dann der Einsatz von bDMARDs oder tsDMARDs empfohlen. Die EULAR- und auch die DGRh-Leitlinien empfehlen in dieser Situation wenn möglich die Kombination eines bDMARD oder tsDMARD mit MTX, da die Behandlung in Kombination mit MTX der Monotherapie in den meisten Studien überlegen war [93, 94]. So zeigte sich für den Vergleich BARI-Monotherapie gegen MTX Monotherapie in MTX-naiven Patienten zwar ein Vorteil für BARI im klinischen Ansprechen, aber nicht für die radiologische Progression [15], wohingegen für FIL200 mg/Tag-Monotherapie eine Überlegenheit bei der Verhinderung radiologischer Progression, aber nicht im klinischen ACR20-Ansprechen (primärer Endpunkt) der Monotherapie gezeigt werden konnte [45]. Die Kombination mit MTX zeigte in beiden Studien dagegen eine klare Überlegenheit gegenüber MTX-Monotherapie über alle Parameter. UPA und TOFA zeigten sich auch in der Monotherapie klinisch und radiologisch der MTX-Monotherapie überlegen [31, 39]. Da alle klinischen Studien zur JAK-Inhibition den Gebrauch von Steroiden einschränken, ist die Frage nach Überlegenheit der JAK-Inhibitoren gegenüber dem Standardregime MTX + Steroid nicht beantwortet. In den Leitlinien der EULAR stehen bDMARDs (anti-TNF, ABA, RTX, anti-IL-6) den tsDMARDs gleichwertig gegenüber. Dabei können Kontraindikationen, der Wunsch des Patienten, aber auch Kosten die Entscheidungsfindung beeinflussen. Ein Vorteil der JAK-Inhibitoren ist sicherlich die einfache orale Verfügbarkeit, welche die Applikation wesentlich erleichtert. Die damit einhergehende kurze Halbwertszeit kann sich beim Management von Nebenwirkungen als hilfreich erweisen. Potenziell nachteilig ist der erhöhte Anspruch an die Compliance der Patienten, jeden Tag mindestens eine Tablette einzunehmen, weshalb die Therapie nicht für alle Patienten gleichermaßen geeignet ist. TOFA war der einzige für RA zugelassene JAK-Inhibitor, der zweimal täglich eingenommen werden musste. Nun steht aber auch eine Formulierung für die einmalige Applikation von 11 mg pro Tag zur Verfügung, die in ihrer Wirkung der 5 mg-Dosierung zweimal täglich entsprechen sollte [95]. In einem direkten Vergleich mit der Formulierung 5 mg zweimal täglich konnte aber in einer japanischen Studie die Gleichwertigkeit der beiden Applikationsformen nicht gezeigt werden, da die zweimal tägliche Gabe von 5 mg bezüglich des primären Studienendpunktes DAS28-4CRP, aber auch bezüglich der sekundären Endpunkte DAS28-4BSG und ACR70 überlegen war [96].

Daten zum möglichen Wechsel zwischen verschiedenen JAK-Inhibitoren, wie es für anti-TNF-Präpaprate erfolgreich dokumentiert ist, gibt es nur wenige. Diese zeigen aber, dass bei ca. 50 % der Patienten der Wechsel effektiv ist. Zum Wechsel zwischen bDMARD und JAK-Inhibitor bzw. umgekehrt liegt ebenfalls nur wenig Evidenz vor. In den Leitlinien wird hierzu mit Verweis auf die ungenügende Datenlage keine Empfehlung abgegeben [93, 94]. In der Nachbeobachtungsstudie RA-BEYOND wurden Patienten aus mehreren Phase III-Studien eingeschlossen. Unter anderem wurden Patienten aus der RA-BEAM Studie, die nach Woche 16 nicht adäquat auf ADA angesprochen hatten, auf *open label*-BARI 4 mg/Tag umgestellt und weiter beobachtet [97]. In einer Analyse bis 24 Wochen nach der Umstellung konnte für Aktivitätsindizes (CDAI, SDAI, DAS28BSG) eine signifikante Verbesserung zum Zeitpunkt der Umstellung bereits nach 4 Wochen anhaltend über den Studienverlauf gezeigt werden. Auch HAQ-DI und Schmerz zeigten sich verbessert, jedoch nicht mehr 24 Wochen nach der Umstellung. An sich war dieses positive Ergebnis zu erwarten, da sich BARI auch in der eigens für Patienten nach bDMARD-Versagen konzipierten Studie RA-BEACON als effektiv erwies [98]. Auch in der SELECT-COMPARE-Studie war bei unzureichendem Ansprechen ein Wechsel der Therapie von UPA auf ADA oder umgekehrt möglich [99]. Bei 39 % der initial mit UPA und 49 % der initial mit ADA behandelten Patienten wurde ein solcher Wechsel der Therapie durchgeführt. Patienten, die keine 20 % Verbesserung der schmerzhaften und geschwollenen Gelenke (TJC68, SJC66) erreicht hatten, sprachen auf den Therapiewechsel in beide Richtungen sehr gut an, wobei die Verbesserung nach Umstellung auf ADA numerisch weniger eindrücklich ausfiel als auf UPA [99].

Auch zur Auswahl eines bDMARD bzw. eines alternativen JAK-Inhibitors nach initialem JAK-Inhibitor-Versagen gibt es begründbare Meinungen, die aber momentan wenig mit Daten zu belegen sind. So könnte man argumentieren, nach Versagen eines JAK1/2-Inhibitors von anti-IL6-Strategien eher Abstand zu nehmen, da ein wesentlicher Effekt der JAK1/2-Inhibition bereits die Unterdrückung des IL-6-Signalpfades darstellt. Allerdings zeigen auch Daten, dass der Wechsel zwischen zwei Präparaten zur IL-6-Rezeptorblockade einen Therapieerfolg erzielen [100] und damit auch der Wechsel innerhalb des Prinzips IL-6-Blockade sinnvoll sein kann. Ähnlich könnte man auch dafür plädieren, nach Versagen eines JAK1/2-Inhibitors nicht einen weiteren JAK1/2- oder JAK1-selektiveren Inhibitor zu verwenden. Wenn vor allem hämatologische Nebenwirkungen zum Wechsel der Therapie führen, könnte theoretisch ein selektiverer Ansatz mit weniger Hemmung im JAK2-Pfad die bessere Alternative darstellen. Da es momentan jedoch keine konkreten Daten hierzu gibt, kann auch keine klare Empfehlung gegeben werden.

Bezüglich einer Deeskalation sind für tsDMARDs die Empfehlungen nicht verschieden zu den bDMARDs. Für eine Reduktion oder komplettes Ausschleichen der tsDMARD sollen zunächst die Steroide ausgeschlichen werden und dann eine dauerhafte Remission, meist in den relevanten Studien nach DAS28 < 2,6 definiert, erzielt worden sein. Der Begriff "dauerhaft" wird dabei unterschiedlich definiert; in der DGRh-Leitlinie wird er mit 6 Monaten angegeben. Da die Definition der Remission über den DAS28 möglicherweise nicht als ausreichend betrachtet wird, sollte man eher die Remissionsdefinition nach Booelean oder SDAI verwenden [94], wobei dies aber in den relevanten Studien noch nicht ausreichend getestet ist. Generell scheint aber eine Deeskalation schlechter zu laufen, je weniger streng die Eingangskriterien sind [101]. Über alle Patienten gemittelt zeigt sich ein signifikanter Anstieg der Krankheitsaktivität nach Reduktion der Dosis von 4 mg auf 2 mg/Tag BARI vor allem nach 12 Wochen, wobei die meisten Patienten ihren CDAI-Wert (niedrige Krankheitsaktivität oder Remission) über 48 Wochen halten konnten oder diesen durch eine erneute Dosiserhöhung auf 4 mg/Tag wieder schnell erreichten. Es zeigte sich nach Dosisreduktion eine Verringerung der Infektionen, die Rate an schweren Infektionen blieb aber gleich [102]. Damit entspricht das Studienergebnis im Wesentlichen dem sonstiger bDMARD-Deeskalationsstudien. Die Rückfallquote nimmt zwar zu, ein gewisser Prozentsatz toleriert aber die Deeskalation und bleibt in Remission [103]. In den Leitlinien wird die Empfehlung zur Deeskalation gegeben; vor allem dann, wenn neben dem tsDMARD oder bDMARD mit einem csDMARD therapiert wird. Generell wird aber keine Empfehlung dazu abgegeben, ob das csDMARD oder das tsDMARD/bDMARD zurerst ausgeschlichen werden sollte. Wahrscheinlich kommen aber mehr Patienten in DMARD-freie Remission, wenn zunächst das csDMARD und dann das ts/bDMARD deeskaliert wird [103].

3.5. Zusammenfassung

Mit den JAK-Inhibitoren steht inzwischen eine weitere, sehr wirksame Alternative zur Behandlung der RA zur Verfügung. JAK-Inhibitoren zeigen mit nur wenig Unterschieden zwischen den einzelnen Substanzen ein Wirkprofil ähnlich der bDMARDs. Ein spezielles Charakteristikum, welches JAK-Inhibitoren auszeichnet, ist ihr schneller Wirkeintritt (z.B. eine Schmerzreduktion nach wenigen Tagen) und eine mit Daten belegbare Überlegenheit gegenüber ADA in Bezug auf die Verbesserung von PROs. Inwiefern dies auch im Vergleich zu allen anderen bDMARDs gilt, ist momentan noch nicht beurteilbar. Ihre bessere Steuerbarkeit aufgrund der geringen Halbwertszeit und ihre einfache Applikationsform als orale Medikation sind weitere Vorteile, die bei der Entscheidung zwischen tsDMARD und bDMARD einfließen können. Die Häufigkeit von Infekten ist unter tsDMARDs ebenfalls vergleichbar mit den bDMARDs, es scheint aber wahrscheinlich aufgrund der Hemmung des Interferon-Signalweges ein erhöhtes Risiko für Herpes zoster, möglicherweise auch andere virale Infektionen, zu bestehen. Durch entsprechende Auswahl von Patienten und dem Totimpfstoff gegen VZV kann hier aber zukünftig präventiv vorgesorgt werden. Wie bei bDMARDs auch sollte vor Beginn der Therapie mit tsDMARDs auf Infektion mit TBC und Hepatitis untersucht werden. Bei starker Einschränkung der Leberfunktion (CHILD C) sollten JAK-Inhibitoren vermieden werden; ebenso gibt es für TOFA und BARI die Empfehlung, die Dosis bei eingeschränkter Nierenfunktion zu reduzieren. Für Schwangerschaft und Stillzeit liegen zu wenig Daten vor, es gibt aber Hinweise aus präklinischen Studien auf Teratogenität und für FIL ein potenzielles Risiko für eine Reduktion der Fertilität beim Mann, was noch weiter untersucht werden muss. Andererseits gibt es auch Studien, die das Risiko in der Schwangerschaft als eher gering einschätzen. Insgesamt sollte aber eine Schwangerschaft unter JAK-Inhibitoren vermieden werden.

Einen Nachteil der JAK-Inhibitoren stellt die nicht abschließend geklärte Frage nach Thrombogenität als möglichem Klasseneffekt dar und ein nicht ganz auszuschließendes erhöhtes Risiko für kardiovaskuläre Nebenwirkungen und das Auftreten von Malignomen (ohne NMSC), was zumindest für TOFA in einer speziell gefährdeten Population (Alter <50 Jahre, mindestens ein kardiovaskuläres Risiko) aufgezeigt wurde und zu entsprechenden Warnungen der EMA, FDA und der deutschen Behörden geführt hat. Der Einsatz von JAK-Inhibitoren bei Patienten mit erhöhtem Risiko für diese Nebenwirkungen sollte deshalb einer besonders genauen Risiko-Nutzen-Abwägung unterzogen werden. Der theoretisch vorteilhafte Einsatz von JAK-Inhibitoren in Kombination mit anti-TNF-Präparaten wird aufgrund mangelnder Daten und des zu erwartenden sogar noch gesteigerten Risikos für Infekt- und sonstigen Komplikationen aktuell nicht empfohlen. Aufgrund der per se erhöhten Infektkomplikationsraten bei Personen über 65 Jahren hat die EMA den Einsatz von TOFA für diese Patientengruppe limitiert. Bei über 70-Jährigen gibt es außerdem die Empfehlung, BARI in der Dosierung auf 2 mg/Tag einzuschränken, da von einer reduzieren Nierenfunktion in dieser Altersgruppe ausgegangen werden muss. Für FIL und UPA gibt es keine derartigen Einschränkungen.

Zu betonen ist noch, dass JAK-Inhibitoren über die Inhibition des JAK1/2-Signalweges IL-6-Signale blockieren und damit ähnlich der anti-IL6-Therapien unabhängig von ihrem Einfluss auf die Krankheitsaktivität Akute-Phase-Proteine senken, was zu einer Verschleierung von Infekten und Infektkomplikationen führen kann.

Zusammenfassend sind JAK-Inhibitoren eine wertvolle Ergänzung des therapeutischen Spektrums bei RA. Eine gute Kenntnis über ihre Vor- und Nachteile ist wichtig, um eine optimale, individuelle Therapie für unser Patientengut zu gestalten. Wünschenswert wären sicherlich Biomarker, die z.B. ein Ansprechen sicher vorhersagen könnten, um so bDMARDs und tsDMARDs früh im Therapiealgorithmus zu verankern. Zu diesem Punkt, aber auch allgemein, braucht es noch deutlich mehr Daten, um die hervorragenden Möglichkeiten moderner Therapien wie der JAK-Inhibitoren optimal nutzen zu können.

3.6. Literatur

1. Brennan FM, McInnes IB. Evidence that cytokines play a role in rheumatoid arthritis. J Clin Invest. 2008; 118(11):3537-45.

2. McInnes IB, Schett G. The pathogenesis of rheumatoid arthritis. N Engl J Med. 2011;365(23):2205-19.

3. Leonard WJ, O'Shea JJ. Jaks and STATs: biological implications. Annu Rev Immunol. 1998;16:293-322.

4. Gaffen SL. Structure and signalling in the IL-17 receptor family. Nat Rev Immunol. 2009;9(8):556-67.

5. Muppidi JR, Tschopp J, Siegel RM. Life and death decisions: secondary complexes and lipid rafts in TNF receptor family signal transduction. Immunity. 2004;21(4):461-5.

6. Sims JE, Smith DE. The IL-1 family: regulators of immunity. Nat Rev Immunol. 2010;10(2):89-102.

7. Hunter T. The age of crosstalk: phosphorylation, ubiquitination, and beyond. Mol Cell. 2007;28(5):730-8.

8. Stark GR, Darnell JE, Jr. The JAK-STAT pathway at twenty. Immunity. 2012;36(4):503-14.

9. Casanova JL, Holland SM, Notarangelo LD. Inborn errors of human JAKs and STATs. Immunity. 2012;36(4):515-28.

10. Smolen JS, van der Heijde D, Machold KP, Aletaha D, Landewé R. Proposal for a new nomenclature of disease-modifying antirheumatic drugs. Ann Rheum Dis. 2014;73(1):3-5.

11. O'Shea JJ, Holland SM, Staudt LM. JAKs and STATs in immunity, immunodeficiency, and cancer. N Engl J Med. 2013;368(2):161-70.

12. Reyes-Pérez IV, Sánchez-Hernández PE, Muñoz-Valle JF, Martínez-Bonilla GE, García-Iglesias T, González-Díaz V, et al. Cytokines (IL-15, IL-21, and IFN-γ) in rheumatoid arthritis: association with positivity to autoantibodies (RF, anti-CCP, anti-MCV, and anti-PADI4) and clinical activity. Clin Rheumatol. 2019;38(11):3061-71.

13. European Medicines Agency (EMA). olumiant-epar-product-information_en [Available from: https://www.ema.europa.eu/en/medicines/human/EPAR/olumiant.

14. Keystone EC, Taylor PC, Drescher E, Schlichting DE, Beattie SD, Berclaz PY, et al. Safety and efficacy of baricitinib at 24 weeks in patients with rheumatoid arthritis who have had an inadequate response to methotrexate. Ann Rheum Dis. 2015;74(2):333-40.

15. Fleischmann R, Schiff M, van der Heijde D, Ramos-Remus C, Spindler A, Stanislav M, et al. Baricitinib, Methotrexate, or Combination in Patients With Rheumatoid Arthritis and No or Limited Prior Disease-Modifying Antirheumatic Drug Treatment. Arthritis Rheumatol. 2017;69(3):506-17.

16. Taylor PC, Keystone EC, van der Heijde D, Weinblatt ME, Del Carmen Morales L, Reyes Gonzaga J, et al. Baricitinib versus Placebo or Adalimumab in Rheumatoid Arthritis. N Engl J Med. 2017;376(7):652-62.

17. Dougados M, van der Heijde D, Chen YC, Greenwald M, Drescher E, Liu J, et al. Baricitinib in patients with inadequate response or intolerance to conventional synthetic DMARDs: results from the RA-BUILD study. Ann Rheum Dis. 2017;76(1):88-95.

18. Genovese MC, Kremer J, Zamani O, Ludivico C, Krogulec M, Xie L, et al. Baricitinib in Patients with Refractory Rheumatoid Arthritis. N Engl J Med. 2016;374(13):1243-52.

19. Fleischmann R, Takeuchi T, Schiff M, Schlichting D, Xie L, Issa M, et al. Efficacy and Safety of Long-Term Baricitinib With and Without Methotrexate for the Treatment of Rheumatoid Arthritis: Experience With Baricitinib Monotherapy Continuation or After Switching From Methotrexate Monotherapy or Baricitinib Plus Methotrexate. Arthritis Care Res. 2020;72 (8):1112-21.

20. Moroni L, Farina N, Dagna L. Obesity and its role in the management of rheumatoid and psoriatic arthritis. Clinical rheumatology. 2020;39(4):1039-47.

21. Ghoreschi K, Jesson MI, Li X, Lee JL, Ghosh S, Alsup JW, et al. Modulation of innate and adaptive immune responses by tofacitinib (CP-690,550). J Immunol. 2011;186(7):4234-43.

22. Kremer JM, Bloom BJ, Breedveld FC, Coombs JH, Fletcher MP, Gruben D, et al. The safety and efficacy of a JAK inhibitor in patients with active rheumatoid arthritis: Results of a double-blind, placebo-controlled phase IIa trial of three dosage levels of CP-690,550 versus placebo. Arthritis Rheum. 2009;60(7):1895-905.

23. Kremer JM, Cohen S, Wilkinson BE, Connell CA, French JL, Gomez-Reino J, et al. A phase IIb dose-ranging study of the oral JAK inhibitor tofacitinib (CP-690,550) versus placebo in combination with background methotrexate in patients with active rheumatoid arthritis and an inadequate response to methotrexate alone. Arthritis Rheum. 2012;64(4):970-81.

24. Tanaka Y, Suzuki M, Nakamura H, Toyoizumi S, Zwillich SH. Phase II study of tofacitinib (CP-690,550) combined with methotrexate in patients with rheumatoid arthritis and an inadequate response to methotrexate. Arthritis Care Res. 2011;63(8):1150-8.

25. Fleischmann R, Cutolo M, Genovese MC, Lee EB, Kanik KS, Sadis S, et al. Phase IIb dose-ranging study of the oral JAK inhibitor tofacitinib (CP-690,550) or adalimumab monotherapy versus placebo in patients with active rheumatoid arthritis with an inadequate response to disease-modifying antirheumatic drugs. Arthritis Rheum. 2012;64(3):617-29.

26. Fleischmann R, Kremer J, Cush J, Schulze-Koops H, Connell CA, Bradley JD, et al. Placebo-controlled trial of tofacitinib monotherapy in rheumatoid arthritis. N Engl J Med. 2012;367(6):495-507.

27. Kremer J, Li ZG, Hall S, Fleischmann R, Genovese M, Martin-Mola E, et al. Tofacitinib in combination with nonbiologic disease-modifying antirheumatic drugs in patients with active rheumatoid arthritis: a randomized trial. Ann Intern Med. 2013;159(4):253-61.

28. van Vollenhoven RF, Fleischmann R, Cohen S, Lee EB, García Meijide JA, Wagner S, et al. Tofacitinib or adalimumab versus placebo in rheumatoid arthritis. N Engl J Med. 2012;367(6):508-19.

29. van der Heijde D, Tanaka Y, Fleischmann R, Keystone E, Kremer J, Zerbini C, et al. Tofacitinib (CP-690,550) in patients with rheumatoid arthritis receiving methotrexate: twelve-month data from a twenty-four-month phase III randomized radiographic study. Arthritis Rheum. 2013;65(3):559-70.

30. Burmester GR, Blanco R, Charles-Schoeman C, Wollenhaupt J, Zerbini C, Benda B, et al. Tofacitinib (CP-690,550) in combination with methotrexate in patients with active rheumatoid arthritis with an inadequate response to tumour necrosis factor inhibitors: a randomised phase 3 trial. Lancet. 2013;381(9865):451-60.

31. Lee EB, Fleischmann R, Hall S, Wilkinson B, Bradley JD, Gruben D, et al. Tofacitinib versus methotrexate in rheumatoid arthritis. N Engl J Med. 2014;370(25):2377-86.

32. Fleischmann R, Mysler E, Hall S, Kivitz AJ, Moots RJ, Luo Z, et al. Efficacy and safety of tofacitinib monotherapy, tofacitinib with methotrexate, and adalimumab with methotrexate in patients with rheumatoid arthritis (ORAL Strategy): a phase 3b/4, double-blind, head-to-head, randomised controlled trial. Lancet. 2017;390 (10093):457-68.

33. Genovese MC, Smolen JS, Weinblatt ME, Burmester GR, Meerwein S, Camp HS, et al. Efficacy and Safety of ABT-494, a Selective JAK-1 Inhibitor, in a Phase IIb Study in Patients With Rheumatoid Arthritis and an Inadequate Response to Methotrexate. Arthritis Rheumatol. 2016;68(12):2857-66.

34. Kremer JM, Emery P, Camp HS, Friedman A, Wang L, Othman AA, et al. A Phase IIb Study of ABT-494, a Selective JAK-1 Inhibitor, in Patients With Rheumatoid Arthritis and an Inadequate Response to Anti-Tumor Necrosis Factor Therapy. Arthritis Rheumatol. 2016; 68 (12):2867-77.

35. Kameda H, Takeuchi T, Yamaoka K, Oribe M, Kawano M, Zhou Y, et al. Efficacy and safety of upadacitinib in Japanese patients with rheumatoid arthritis (SELECT-SUNRISE): a placebo-controlled phase IIb/III study. Rheumatology (Oxford). 2020;59(11):3303-13.

36. van Vollenhoven R, Takeuchi T, Pangan AL, Friedman A, Mohamed MF, Chen S, et al. Efficacy and Safety of Upadacitinib Monotherapy in Methotrexate-Naive Patients With Moderately-to-Severely Active Rheumatoid Arthritis (SELECT-EARLY): A Multicenter, Multi-Country, Randomized, Double-Blind, Active Comparator-Controlled Trial. Arthritis Rheumatol. 2020;72(10): 1607-20.

37. Burmester GR, Kremer JM, Van den Bosch F, Kivitz A, Bessette L, Li Y, et al. Safety and efficacy of upadacitinib in patients with rheumatoid arthritis and inadequate response to conventional synthetic disease-modifying anti-rheumatic drugs (SELECT-NEXT): a randomised, double-blind, placebo-controlled phase 3 trial. Lancet. 2018;391(10139):2503-12.

38. Fleischmann RM, Genovese MC, Enejosa JV, Mysler E, Bessette L, Peterfy C, et al. Safety and effectiveness of upadacitinib or adalimumab plus methotrexate in patients with rheumatoid arthritis over 48 weeks with switch to alternate therapy in patients with insufficient response. Ann Rheum Dis. 2019;78(11):1454-62.

39. Smolen JS, Pangan AL, Emery P, Rigby W, Tanaka Y, Vargas JI, et al. Upadacitinib as monotherapy in patients with active rheumatoid arthritis and inadequate response to methotrexate (SELECT-MONOTHERAPY): a randomised, placebo-controlled, double-blind phase 3 study. Lancet. 2019;393(10188):2303-11.

40. Genovese MC, Fleischmann R, Combe B, Hall S, Rubbert-Roth A, Zhang Y, et al. Safety and efficacy of upadacitinib in patients with active rheumatoid arthritis refractory to biologic disease-modifying anti-rheumatic drugs (SELECT-BEYOND): a double-blind, randomised controlled phase 3 trial. Lancet. 2018;391(10139): 2513-24.

41. Europaen Medicines Agency (EMA). Jyseleca-epar-product-information_en [Available from: https://www.ema.europa.eu/en/medicines/human/EPAR/jyseleca.

42. McInnes IB, Byers NL, Higgs RE, Lee J, Macias WL, Na S, et al. Comparison of baricitinib, upadacitinib, and tofacitinib mediated regulation of cytokine signaling in human leukocyte subpopulations. Arthritis Res Ther. 2019;21(1):183.

43. Combe B, Kivitz A, Tanaka Y, van der Heijde D, Simon JA, Baraf HSB, et al. Filgotinib versus placebo or adalimumab in patients with rheumatoid arthritis and inadequate response to methotrexate: a phase III randomised clinical trial. Ann Rheum Dis. 2021;80:848-58.

44. Genovese MC, Kalunian K, Gottenberg JE, Mozaffarian N, Bartok B, Matzkies F, et al. Effect of Filgotinib vs Placebo on Clinical Response in Patients With Moderate to Severe Rheumatoid Arthritis Refractory to Disease-Modifying Antirheumatic Drug Therapy: The FINCH 2 Randomized Clinical Trial. JAMA. 2019;322(4):315-25.

45. Westhovens R, Rigby WFC, van der Heijde D, Ching DWT, Stohl W, Kay J, et al. Filgotinib in combination with methotrexate or as monotherapy versus methotrexate monotherapy in patients with active rheumatoid ar-

thritis and limited or no prior exposure to methotrexate: the phase 3, randomised controlled FINCH 3 trial. Ann Rheum Dis. 2021;80:727-38.

46. Kerschbaumer A, Smolen JS, Nash P, Doerner T, Dougados M, Fleischmann R, et al. Points to consider for the treatment of immune-mediated inflammatory diseases with Janus kinase inhibitors: a systematic literature research. RMD Open. 2020;6(3).

47. Winthrop K, Takeuchi T, Burmester G, Durez P, Deberdt W, Schlichting D, et al. Safety Profile of Baricitinib for the Treatment of Rheumatoid Arthritis up to 8.4 Years: An Updated Integrated Safety Analysis [abstract]. Arthritis Rheum. 2020;72 (suppl 10).

48. Winthrop K, Tanaka Y, Takeuchi T, Kivitz A, Matzkies F, Genovese MC, et al. Integrated Safety of Filgotinib in Patients with Moderately or Severely Active Rheumatoid Arthritis Receiving Treatment for up to 5.5 Years [abstract]. Arthritis Rheum. 2020;72 (suppl 10).

49. Cohen SB, Tanaka Y, Mariette X, Curtis JR, Lee EB, Nash P, et al. Long-term safety of tofacitinib up to 9.5 years: a comprehensive integrated analysis of the rheumatoid arthritis clinical development programme. RMD Open. 2020;6(3).

50. Smolen JS, Genovese MC, Takeuchi T, Hyslop DL, Macias WL, Rooney T, et al. Safety Profile of Baricitinib in Patients with Active Rheumatoid Arthritis with over 2 Years Median Time in Treatment. J Rheumatol. 2019; 46(1):7-18.

51. Jones N, Strand V, Schulze-Koops H, Mysler E, Kinch CD, Gruben D, et al. Sex differences in the efficacy and safety of tofacitinib in RA: a post hoc analysis of phase 3 and long-term extension trials. Arthritis Rheumatol. 2020;72 (suppl 10).

52. Smolen JS, Kremer JM, Gaich CL, DeLozier AM, Schlichting DE, Xie L, et al. Patient-reported outcomes from a randomised phase III study of baricitinib in patients with rheumatoid arthritis and an inadequate response to biological agents (RA-BEACON). Ann Rheum Dis. 2017;76(4):694-700.

53. Schiff M, Takeuchi T, Fleischmann R, Gaich CL, DeLozier AM, Schlichting D, et al. Patient-reported outcomes of baricitinib in patients with rheumatoid arthritis and no or limited prior disease-modifying antirheumatic drug treatment. Arthritis Res Ther. 2017;19(1):208.

54. Keystone EC, Taylor PC, Tanaka Y, Gaich C, DeLozier AM, Dudek A, et al. Patient-reported outcomes from a phase 3 study of baricitinib versus placebo or adalimumab in rheumatoid arthritis: secondary analyses from the RA-BEAM study. Ann Rheum Dis. 2017;76(11): 1853-61.

55. Emery P, Blanco R, Maldonado Cocco J, Chen YC, Gaich CL, DeLozier AM, et al. Patient-reported outcomes from a phase III study of baricitinib in patients with conventional synthetic DMARD-refractory rheumatoid arthritis. RMD Open. 2017;3(1):e000410.

56. Strand V, van der Heijde D, Tanaka Y, Keystone E, Kremer J, Zerbini CAF, et al. Tofacitinib in combination with methotrexate in patients with rheumatoid arthritis: patient-reported outcomes from the 24-month Phase 3 ORAL Scan study. Clin Exp Rheumatol. 2020;38(5):848-57.

57. Strand V, Kaine J, Alten R, Wallenstein G, Diehl A, Shi H, et al. Associations between Patient Global Assessment scores and pain, physical function, and fatigue in rheumatoid arthritis: a post hoc analysis of data from phase 3 trials of tofacitinib. Arthritis Res Ther. 2020; 22(1):243.

58. Strand V, Mysler E, Moots RJ, Wallenstein GV, DeMasi R, Gruben D, et al. Patient-reported outcomes for tofacitinib with and without methotrexate, or adalimumab with methotrexate, in rheumatoid arthritis: a phase IIIB/IV trial. RMD Open. 2019;5(2):e001040.

59. Strand V, Kavanaugh A, Kivitz AJ, van der Heijde D, Kwok K, Akylbekova E, et al. Long-Term Radiographic and Patient-Reported Outcomes in Patients with Rheumatoid Arthritis Treated with Tofacitinib: ORAL Start and ORAL Scan Post-hoc Analyses. Rheumatol Ther. 2018;5(2):341-53.

60. Strand V, Kremer JM, Gruben D, Krishnaswami S, Zwillich SH, Wallenstein GV. Tofacitinib in Combination With Conventional Disease-Modifying Antirheumatic Drugs in Patients With Active Rheumatoid Arthritis: Patient-Reported Outcomes From a Phase III Randomized Controlled Trial. Arthritis Care Res (Hoboken). 2017;69(4):592-8.

61. Wallenstein GV, Kanik KS, Wilkinson B, Cohen S, Cutolo M, Fleischmann RM, et al. Effects of the oral Janus kinase inhibitor tofacitinib on patient-reported outcomes in patients with active rheumatoid arthritis: results of two Phase 2 randomised controlled trials. Clin Exp Rheumatol. 2016;34(3):430-42.

62. Strand V, van Vollenhoven RF, Lee EB, Fleischmann R, Zwillich SH, Gruben D, et al. Tofacitinib or adalimumab versus placebo: patient-reported outcomes from a phase 3 study of active rheumatoid arthritis. Rheumatology (Oxford). 2016;55(6):1031-41.

63. Strand V, Lee EB, Fleischmann R, Alten RE, Koncz T, Zwillich SH, et al. Tofacitinib versus methotrexate in rheumatoid arthritis: patient-reported outcomes from the randomised phase III ORAL Start trial. RMD Open. 2016;2(2):e000308.

64. Strand V, Kremer J, Wallenstein G, Kanik KS, Connell C, Gruben D, et al. Effects of tofacitinib monotherapy on patient-reported outcomes in a randomized phase 3 study of patients with active rheumatoid arthritis and

inadequate responses to DMARDs. Arthritis Res Ther. 2015;17:307.

65. Strand V, Tundia N, Bergman M, Ostor A, Durez P, Song IH, et al. Upadacitinib improves patient-reported outcomes vs placebo or adalimumab in patients with rheumatoid arthritis: results from SELECT-COMPARE. Rheumatology (Oxford). 2021 Feb 16;keab158.

66. Strand V, Tundia N, Wells A, Buch MH, Radominski SC, Camp HS, et al. Upadacitinib monotherapy improves patient-reported outcomes in rheumatoid arthritis: results from SELECT-EARLY and SELECT-MONOTHERAPY. Rheumatology (Oxford). 2020;60(7):3209-3221.

67. Strand V, Schiff M, Tundia N, Friedman A, Meerwein S, Pangan A, et al. Effects of upadacitinib on patient-reported outcomes: results from SELECT-BEYOND, a phase 3 randomized trial in patients with rheumatoid arthritis and inadequate responses to biologic disease-modifying antirheumatic drugs. Arthritis Res Ther. 2019; 21(1):263.

68. Strand V, Pope J, Tundia N, Friedman A, Camp HS, Pangan A, et al. Upadacitinib improves patient-reported outcomes in patients with rheumatoid arthritis and inadequate response to conventional synthetic disease-modifying antirheumatic drugs: results from SELECT-NEXT. Arthritis Res Ther. 2019;21(1):272.

69. Genovese M, Westhovens R, Meuleners L, Van der Aa A, Harrison P, Tasset C, et al. Effect of filgotinib, a selective JAK 1 inhibitor, with and without methotrexate in patients with rheumatoid arthritis: patient-reported outcomes. Arthritis Res Ther. 2018;20(1):57.

70. Strand V, Burmester GR, Zerbini CA, Mebus CA, Zwillich SH, Gruben D, et al. Tofacitinib with methotrexate in third-line treatment of patients with active rheumatoid arthritis: patient-reported outcomes from a phase III trial. Arthritis Care Res. 2015;67(4):475-83.

71. Smolen JS, Aletaha D, Gruben D, Zwillich SH, Krishnaswami S, Mebus C. Brief Report: Remission Rates With Tofacitinib Treatment in Rheumatoid Arthritis: A Comparison of Various Remission Criteria. Arthritis Rheumatol. 2017;69(4):728-34.

72. Fleischmann R, Pangan AL, Song IH, Mysler E, Bessette L, Peterfy C, et al. Upadacitinib Versus Placebo or Adalimumab in Patients With Rheumatoid Arthritis and an Inadequate Response to Methotrexate: Results of a Phase III, Double-Blind, Randomized Controlled Trial. Arthritis Rheumatol. 2019;71(11):1788-800.

73. Pongratz G. [Pain in rheumatic diseases : What can biologics and JAK inhibitors offer?]. Z Rheumatol. 2021; 80(3):214-25.

74. Boyce EG, Vyas D, Rogan EL, Valle-Oseguera CS, O'Dell KM. Impact of tofacitinib on patient outcomes in rheumatoid arthritis – review of clinical studies. Patient Relat Outcome Meas. 2016;7:1-12.

75. Wolfe F, Häuser W, Hassett AL, Katz RS, Walitt BT. The development of fibromyalgia—I: examination of rates and predictors in patients with rheumatoid arthritis (RA). Pain. 2011;152(2):291-9.

76. Cohen SB, van Vollenhoven RF, Winthrop KL, Zerbini CAF, Tanaka Y, Bessette L, et al. Safety profile of upadacitinib in rheumatoid arthritis: integrated analysis from the SELECT phase III clinical programme. Ann Rheum Dis. 2020;80(3):304-11.

77. Strand V, Ahadieh S, French J, Geier J, Krishnaswami S, Menon S, et al. Systematic review and meta-analysis of serious infections with tofacitinib and biologic disease-modifying antirheumatic drug treatment in rheumatoid arthritis clinical trials. Arthritis Res Ther. 2015;17:362.

78. Redeker I, Albrecht K, Kekow J, Burmester GR, Braun J, Schäfer M, Zink A, Strangfeld A. Risk of herpes zoster (shingles) in patients with rheumatoid arthritis under biologic, targeted synthetic and conventional synthetic DMARD treatment: data from the German RABBIT register. Ann Rheum Dis. 2021; epub.

79. Winthrop KL, Harigai M, Genovese MC, Lindsey S, Takeuchi T, Fleischmann R, et al. Infections in baricitinib clinical trials for patients with active rheumatoid arthritis. Ann Rheum Dis. 2020;79(10):1290-7.

80. Lenfant T, Jin Y, Kirchner E, Hajj-Ali RA, Calabrese LH, Calabrese C. Safety of Recombinant Zoster Vaccine: a Retrospective Study of 622 Rheumatology Patients. Rheumatology (Oxford). 2021 Feb 9;keab139.

81. Winthrop KL, Bingham CO, 3rd, Komocsar WJ, Bradley J, Issa M, Klar R, et al. Evaluation of pneumococcal and tetanus vaccine responses in patients with rheumatoid arthritis receiving baricitinib: results from a long-term extension trial substudy. Arthritis Res Ther. 2019;21(1):102.

82. Winthrop KL, Korman N, Abramovits W, Rottinghaus ST, Tan H, Gardner A, et al. T-cell-mediated immune response to pneumococcal conjugate vaccine (PCV-13) and tetanus toxoid vaccine in patients with moderate-to-severe psoriasis during tofacitinib treatment. J Am Acad Dermatol. 2018;78(6):1149-55.e1.

83. Winthrop KL, Silverfield J, Racewicz A, Neal J, Lee EB, Hrycaj P, et al. The effect of tofacitinib on pneumococcal and influenza vaccine responses in rheumatoid arthritis. Ann Rheum Dis. 2016;75(4):687-95.

84. Kotyla PJ, Engelmann M, Giemza-Stoklosa J, Wnuk B, Islam MA. Thromboembolic Adverse Drug Reactions in Janus Kinase (JAK) Inhibitors: Does the Inhibitor Specificity Play a Role? Int J Mol Sci. 2021;22(5).

85. Charles-Schoeman C, DeMasi R, Valdez H, Soma K, Hwang LJ, Boy MG, et al. Risk Factors for Major Adverse

Cardiovascular Events in Phase III and Long-Term Extension Studies of Tofacitinib in Patients With Rheumatoid Arthritis. Arthritis Rheumatol. 2019;71(9):1450-9.

86. Qiu C, Zhao X, She L, Shi Z, Deng Z, Tan L, et al. Baricitinib induces LDL-C and HDL-C increases in rheumatoid arthritis: a meta-analysis of randomized controlled trials. Lipids Health Dis. 2019;18(1):54.

87. Taylor PC, Kremer JM, Emery P, Zuckerman SH, Ruotolo G, Zhong J, et al. Lipid profile and effect of statin treatment in pooled phase II and phase III baricitinib studies. Ann Rheum Dis. 2018;77(7):988-95.

88. Yang X, Jia J, Yu Z, Duanmu Z, He H, Chen S, et al. Inhibition of JAK2/STAT3/SOCS3 signaling attenuates atherosclerosis in rabbit. BMC Cardiovas Disord. 2020; 20(1):133.

89. Queeney K, Housley W, Sokolove J. FRI0131 elucidating the mechanism underlying creatine phosphokinase upregulation with upadacitinib [Abstract]. Ann Rheum Dis. 2019;78.

90. Mahadevan U, Dubinsky MC, Su C, Lawendy N, Jones TV, Marren A, et al. Outcomes of Pregnancies With Maternal/Paternal Exposure in the Tofacitinib Safety Databases for Ulcerative Colitis. Inflamm Bowel Dis. 2018;24(12):2494-500.

91. Clowse ME, Feldman SR, Isaacs JD, Kimball AB, Strand V, Warren RB, et al. Pregnancy Outcomes in the Tofacitinib Safety Databases for Rheumatoid Arthritis and Psoriasis. Drug Saf. 2016;39(8):755-62.

92. Chatzidionysiou K, Sfikakis PP. Low rates of remission with methotrexate monotherapy in rheumatoid arthritis: review of randomised controlled trials could point towards a paradigm shift. RMD Open. 2019;5(2): e000993.

93. Smolen JS, Landewé RBM, Bijlsma JWJ, Burmester GR, Dougados M, Kerschbaumer A, et al. EULAR recommendations for the management of rheumatoid arthritis with synthetic and biological disease-modifying antirheumatic drugs: 2019 update. Ann Rheum Dis. 2020;79(6):685-99.

94. Fiehn C, Holle J, Iking-Konert C, Leipe J, Weseloh C, Frerix M, et al. [S2e guideline: treatment of rheumatoid arthritis with disease-modifying drugs]. Z Rheumatol. 2018;77(Suppl 2):35-53.

95. Lamba M, Wang R, Fletcher T, Alvey C, Kushner Jt, Stock TC. Extended-Release Once-Daily Formulation of Tofacitinib: Evaluation of Pharmacokinetics Compared With Immediate-Release Tofacitinib and Impact of Food. J Clin Pharmacol. 2016;56(11):1362-71.

96. Tanaka Y, Sugiyama N, Toyoizumi S, Lukic T, Lamba M, Zhang R, et al. Modified- versus immediate-release tofacitinib in Japanese rheumatoid arthritis patients: a randomized, phase III, non-inferiority study. Rheumatology (Oxford). 2019;58(1):70-9.

97. Tanaka Y, Fautrel B, Keystone EC, Ortmann RA, Xie L, Zhu B, et al. Clinical outcomes in patients switched from adalimumab to baricitinib due to non-response and/or study design: phase III data in patients with rheumatoid arthritis. Ann Rheum Dis. 2019;78(7):890-8.

98. Genovese MC, Kremer JM, Kartman CE, Schlichting DE, Xie L, Carmack T, et al. Response to baricitinib based on prior biologic use in patients with refractory rheumatoid arthritis. Rheumatology (Oxford). 2018;57(5):900-8.

99. Fleischmann RM, Blanco R, Hall S, Thomson GTD, Van den Bosch FE, Zerbini C, et al. Switching between Janus kinase inhibitor upadacitinib and adalimumab following insufficient response: efficacy and safety in patients with rheumatoid arthritis. Ann Rheum Dis. 2020; 80(4):432-9.

100. Emery P, van Hoogstraten H, Thangavelu K, Mangan E, St John G, Verschueren P. Subcutaneous Sarilumab in Patients With Rheumatoid Arthritis who Previously Received Subcutaneous Sarilumab or Intravenous Tocilizumab: An Open-Label Extension of a Randomized Clinical Trial. ACR Open Rheumatol. 2020;2(11): 672-680.

101. Smolen JS, Pedersen R, Jones H, Mahgoub E, Marshall L. Impact of flare on radiographic progression after etanercept continuation, tapering or withdrawal in patients with rheumatoid arthritis. Rheumatology (Oxford). 2020;59(1):153-64.

102. Takeuchi T, Genovese MC, Haraoui B, Li Z, Xie L, Klar R, et al. Dose reduction of baricitinib in patients with rheumatoid arthritis achieving sustained disease control: results of a prospective study. Ann Rheum Dis. 2019;78(2):171-8.

103. van Mulligen E, Weel AE, Hazes JM, van der Helm-van Mil A, de Jong PHP. Tapering towards DMARD-free remission in established rheumatoid arthritis: 2-year results of the TARA trial. Ann Rheum Dis. 2020;79(9): 1174-81.

4. Stellenwert der Januskinase-Hemmung in der Therapie der Psoriasis-Arthritis

4.1. Pathophysiologische Grundlagen

Seit Mitte der 1960er Jahre wurde die Psoriasis-Arthritis (PsA) erstmals von der *American Rheumatism Association* (heute *American College of Rheumatology, ACR*) als eigenständige Erkrankung anerkannt und gehört heute zum Spektrum der Spondylarthropathien [1].

Sie zeichnet sich neben der Assoziation zur Psoriasis durch ein sehr heterogenes Spektrum an klinischen Manifestationen einschließlich muskuloskelettaler Beteiligung (periphere Arthritis und axiale Beteiligung, Enthesitis und Daktylitis) sowie Nagelläsionen aus [2].

Obwohl die Pathogenese der PsA noch nicht vollständig verstanden ist, sind das angeborene und adaptive Immunsystem sowie eine Vielzahl an proinflammatorischen Zytokinen an der Entstehung und dem Fortscheiten der Erkrankung beteiligt [3]. Diese proinflammatorischen Mediatoren können die Proliferation und Rekrutierung von Immunzellen weiter stimulieren, was initial häufig zu enthesialen Läsionen und dann im Verlauf konsekutiv auch zu einer synovialen Hypertrophie und Knochendestruktion führen kann [4]. Da zahlreiche Zytokine und Immunreaktionen, die an diesen Prozessen beteiligt sind, über den JAK/STAT-Signalweg reguliert werden, stellen JAK-Inhibitoren eine weitere mögliche Therapieoption bei der PsA dar [4, 5].

So werden beispielweise diverse Zytokine wie etwa IL-2, IL-4, IL-7, IL-9, IL-15 und IL-21, welche das adaptive Immunfunktionen modulieren, durch JAK1/JAK3 reguliert [6]. Die Signalübertragung von Interferon-gamma und IL-12, die an der Th1-Zellantwort und der TNF-α-Produktion durch Makrophagen beteiligt sind, werden unter anderem durch JAK1/JAK2 und JAK2/TYK2 gesteuert. IL-6 ist ebenfalls ein wichtiges proinflammatorisches Zytokin in der Pathogenese der PsA, welches auch bei den Spondylarthropathien nachweislich erhöht ist [7]. IL-6 selbst kann die Aktivierung von Th17-Zellen und somit die Produktion von IL-17 stimulieren [8], wobei IL-6 durch JAK1/ JAK2 vermittelt wird. Interessanterweise ist IL-6 selbst aber nicht so dominant, dass eine IL-6 Hemmung einen signifikanten Effekt bei der PsA erzielt.

Daneben ist heute der herausragende Stellenwert der IL-23/IL-17-Achse für die Pathogenese der PsA unbestritten und Ziel verschiedener therapeutischer Ansätze [9, 10]. Die Signalübertragung von IL-17 wird nicht über JAKs vermittelt, während IL-23 durch JAK2/TYK2 moduliert werden kann. IL-23 trägt zur Differenzierung von Th17-Zellen bei, die wiederum proinflammatorische Zytokine wie IL-17A, IL-22 und TNF-α sezernieren und so eine wichtige Rolle bei der Entzündung der Gelenke, den Erosionen und möglicherweise auch bei der pathognomonischen Knochenneubildungen spielen [11].

Mehrere Studien haben den Stellenwert des JAK-STAT-Signalwegs in der Pathogenese der PsA untersucht. Eine davon konnte zeigen, dass die verstärkte Aktivierung des JAK1/STAT1/STAT3/STAT5-Netzwerks die Expansion von $CD4^+$/$IL-17^+$-T-Zellen und $CD4^+$/$IL-23R^+$-T-Zellen in den Synovialflüssigkeiten klinisch aktiver Gelenke von PsA-Patienten fördern kann [12]. In einer weiteren Studie konnten die Autoren zeigen, dass der Januskinase-Hemmer Tofacitinib sowohl phosphoryliertes STAT1 (pSTAT1) als auch pSTAT3 in den von PsA-Patienten isolierten *fibroblast-like synoviocytes* (FLS) signifikant verringerte [13]. In kultivierten PsA-FLSs wurden Invasion, Netzwerkbildung und Migration durch Tofacitinib auch funktionell signifikant gehemmt. Darüber hinaus zeigte Tofacitinib eine signifikante Hemmung der Sekretion von proinflammatorischen Zytokinen, u.a. IL-6, IL-8 und *monocyte chemoattractant protein*-1 [13].

In einer weiteren Studie konnte Tofacitinib die durch IL-23 induzierte Phosphorylierung von JAK2 in mononukleären Zellen des peripheren Blutes, die von PsA-Patienten isoliert wurden, signifikant hemmen. Gleiches gilt für die durch IL-23 induzierte Hochregulierung von IL-17 in den $CD4^+$-Gedächtnis-T-Zellen [14].

4.2. Klinische Aspekte von JAK-Inhibitoren bei der PsA

Aktuell sind Tofacitinib und Upadacitinib für die Therapie der Psoriasis-Arthritis durch die europäische Arzneimittelbehörde EMA zugelassen worden. Zudem liegen bereits Studiendaten für die Wirksamkeit der beiden JAK-Inhibitoren Baricitinib und Filgotinib vor, wobei hier bis dato noch keine Zulassung besteht oder beantragt wurde.

4.2.1. Tofacitinib

Effektivität

Grundlage für die Zulassung von Tofacitinib waren im Wesentlichen die zwei Phase III-Studien

- *Oral Psoriatic Arthritis Trial* (OPAL) Broaden und
- OPAL Beyond [15, 16]

Beides waren randomisierte, doppelt-verblindete und multizentrische Studien zur Untersuchung der Wirksamkeit und Sicherheit von Tofacitinib bei PsA-Patienten. Angewendet wurde Tofacitinib jeweils in den Dosierungen 5 mg und 10 mg/d.

OPAL Broaden

OPAL Broaden untersuchte Patienten mit einer aktiver PsA, die unzureichend auf mindestens ein csDMARD ansprachen, wobei mit dem TNF-Inhibitor Adalimumab (ADA) ein aktiver Vergleichsarm Teil der klinischen Prüfung war [15]. In OPAL Broaden zeigten die Patienten auch nach 24 Wochen für beide Dosierungen eine signifikante Verbesserung des ACR20-, ACR50- und ACR70-Ansprechens im Vergleich zu Placebo. Die Ansprechraten der Patienten auf Tofacitinib waren mit denen für ADA vergleichbar [15].

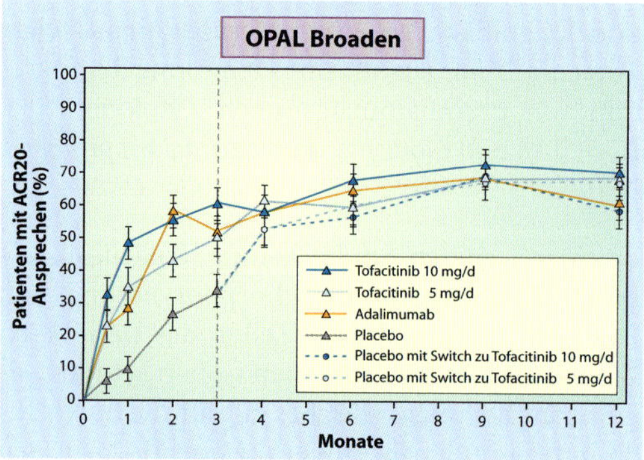

a

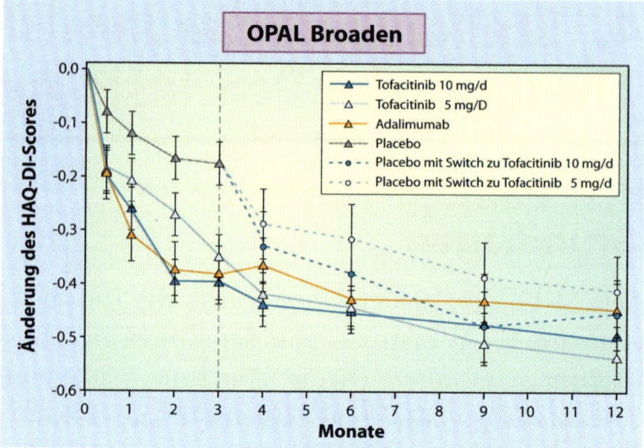

b

Abb. 4.1a+b: Tofacitinib: ACR20-Ansprechraten (**a**) und Veränderung des HAQ-DI-Scores (*Health Assessment Questionnaire-Disability Index*, **b**) von Baseline bis Monat 12 in der Studie OPAL Broaden. Modif. nach [15].

OPAL Beyond

OPAL Beyond untersuchte aktive PsA-Patienten, die unzureichend auf mindestens eine TNF-Inhibitor-Therapie angesprochen hatten.

Die OPAL Beyond-Studie konnte bei den TNF-Inhibitor-vortherapierten Patienten ebenfalls eine signifikante Verbesserung des ACR20- und ACR 50-Ansprechens nachweisen, nicht jedoch für das ACR70-Ansprechen [16]. Tofacitinib zeigte nach drei Monaten in beiden Studien eine signifikante Verbesserung der psoriatischen Hautveränderungen (gemessen am PASI75) im Vergleich zu Placebo, wobei dies in OPAL Broaden für beide Dosierungen (5 mg und 10 mg) und in OPAL Beyond nur für die 10 mg-Dosierung im Vergleich zu Placebo galt.

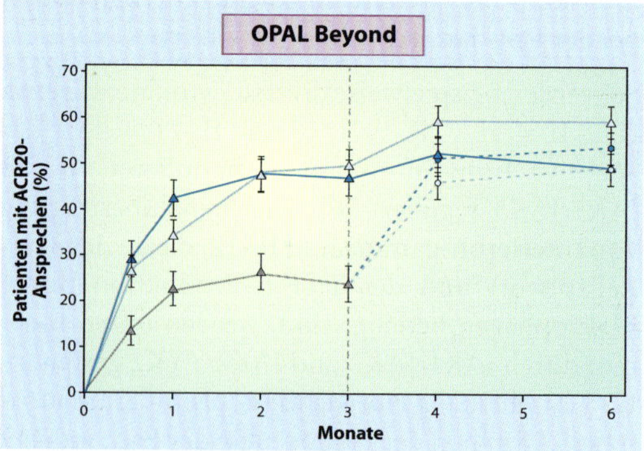

a

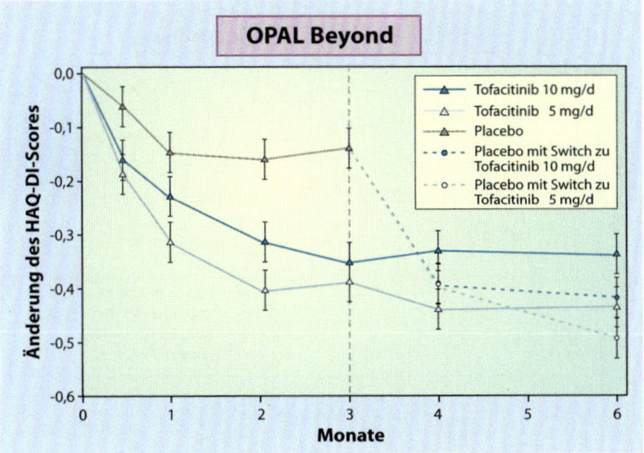

b

Abb. 4.2a+b: Tofacitinib: ACR20-Ansprechraten (**a**) und Veränderung des HAQ-DI-Scores (*Health Assessment Questionnaire-Disability Index*, **b**) von Baseline bis Monat 6 in der Studie OPAL Beyond. Modif. nach [16].

Beide Dosierungen von Tofacitinib führten gegenüber den Ausgangswerten auch zu einer signifikanten Verbesserungen enthesialer Läsionen im *Leeds-Enthesitis-Index* (ΔLEI) und der Daktylitis gemessen mittels des *Dactylitis Severity Score* (ΔDSS).

In OPAL Broaden erfüllten mehr als 90 % der Tofacitinib-Patienten nach 12 Monaten die Kriterien für eine das Ausbleiben einer radiologischen Progression, was als maximaler Anstieg um 0,5 Punkte im modifizierten radiologischen Sharp-van der Heijde-Score definiert war.

Die Wirksamkeit von Tofacitinib hielt bis zu Monat 30 in der Langzeit-Erweiterungsstudie (*long-term-extension;* LTE) OPAL Balance an, in welcher die Patienten aus OPAL Broaden und OPAL Beyond fortgeführt wurden [17]. In einer weiteren publizierten *post-hoc*-Analyse der gepoolten Daten von OPAL Broaden und OPAL Beyond war Tofacitinib im dritten Monat in den vier PsA-Bereichen

- periphere Arthritis
- Psoriasis
- Enthesitis und
- Daktylitis

gegenüber Placebo überlegen, wobei letztere auch bis zu Monat 6 konsistent blieb [18].

Sicherheit

Die am häufigsten berichteten unerwünschten Ereignisse (*adverse events;* AE) in OPAL Broaden und OPAL Beyond waren Kopfschmerzen, Nasopharyngitiden und Infektionen der oberen Atemwege, welche den bisherigen Sicherheitsdaten aus RA-Studienprogrammen entsprachen. Die Inzidenzen der gesamten AE und schwerwiegenden unerwünschten Ereignisse (*serious adverse events;* SAEs) waren in den verschiedenen Armen vergleichbar. Die meisten mit Tofacitinib assoziierten Infektionen waren Virusinfektionen, insbesondere Herpes zoster-Reaktivierungen [15, 16]. Zudem waren bei den Herpes zoster-Infektionen eine Dosisabhängigkeit sowie deutliche regionale Unterschiede zu erkennen, welche bereits in den RA-Studien beobachtet wurden. Die höchsten Inzidenzen wurden in der asiatischen Bevölkerung berichtet.

Andererseits traten keine Fälle von Tuberkulose-Neuinfektionen oder -Reaktivierungen auf. Die Erhöhungen der Leberenzyme waren häufiger in den mit Tofacitinib behandelten Gruppen als unter Placebo, wobei diese in der Regel mild und nur transient waren und sich nach Absetzten der Therapie wieder normalisierten. Die Erhöhungen der Serumlipide, einschließlich des Gesamtcholesterins, der Triglyceride, des *Low-Density*-Lipoprotein- (LDL) und des *High-Density*-Lipoprotein-Cholesterin (HDL) wurden sowohl in den Phase III-Studien (OPAL Broaden und OPAL Beyond) als auch in der LTE-Studie signifikant häufiger bei mit Tofacitnib behandelten Patienten als unter Placebo beobachtet.

In einer weiteren publizierten Arbeit wurde das Sicherheitsprofil von Tofacinitib mit dem anderer Therapien in der PsA vergleichen [19]. Die Kohorten der mit Tofacitinib behandelten Patienten wurden retrospektiv aus OPAL Broaden, OPAL Beyond oder OPAL Balance analysiert. Die Vergleichskohorte bestand aus Patienten aus der *US Truven Market Scan Insurance*-Datenbank mit moderater bis schwerer PsA. Zwischen den beiden Kohorten waren die Inzidenzraten für jede der berichteten schwerwiegenden Infektionsereignisse einschließlich erforderlicher Behandlung mit parenteralen Antibiotika oder Krankenhausaufenthalt bzw. deren Kombination vergleichbar, wobei die mit Tofacitinib behandelten Patienten häufiger Herpes zoster-Infektionen als die Vergleichskohorte aufwiesen [19]. Hingewiesen werden muss noch auf die regelhaft aktualisierten Rote-Hand-Briefe des BfARM zu Tofactinib, zuletzt am 06.07.2021 (https://www.bfarm.de/SharedDocs/

Risikoinformationen/Pharmakovigilanz/DE/RHB/2021/rhb-xeljanz.html).

4.2.2. Upadacitinib

Effektivität

Der Zulassung von Upadacitinib bei Patienten mit einer PsA liegen zwei große, prospektive, randomisierte, multizentrische Studienprogramme zu Grunde. Dabei wurden in SELCET-PsA I und II Patienten mit einer aktiven PsA, die unzureichend auf eine csDMARD-Therapie angesprochen haben (SELECT-PsA I), und aktive PsA-Patienten, die unzureichend auf mindestens ein bDMARD angesprochen haben (SELECT-PsA II), untersucht [20, 21]. Bei SELECT-PsA I diente Adalimumab als aktiver Vergleichsarm [21].

SELECT-PsA I

In SELECT-PsA I wurden 1.704 Patienten in insgesamt vier Arme randomisiert: Placebo, Adalimumab, Upadacitinib 15 mg/d und Upadacitinib 30 mg/d, wobei das ACR20-Ansprechen zu Woche 12 der primäre Endpunkt war. Upadacitinib war in beiden Dosierungen Placebo signifikant überlegen. Zudem zeigte sich eine signifikante Überlegenheit von Upadacitinib 30 mg/d im Vergleich zu Adalimumab. In den sekundären Endpunkten ACR50- und ACR70-Response war ebenfalls eine signifikante Überlegenheit gegenüber Placebo zu erkennen. Alle anderen sekundären Endpunkte wurden mit einer signifikanten Überlegenheit von Upadacinitib in beiden Dosierungen gegenüber Placebo erreicht, wobei diese u.a. das Hautansprechen (PASI 75), das Erreichen der minimalen Krankheitsaktivität (*minimal disease activity*, MDA), das Auflösen der Enthesitis (*Leeds Enthesitis Index*; LEI) und eine Verbesserung der Fatigue (*Functional Assessment of Chronic Illness Therapy-Fatigue*, FACIT-Fatigue) beinhalteten.

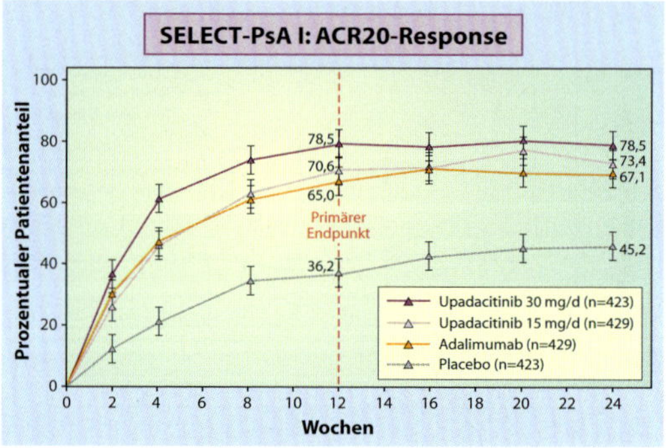

a

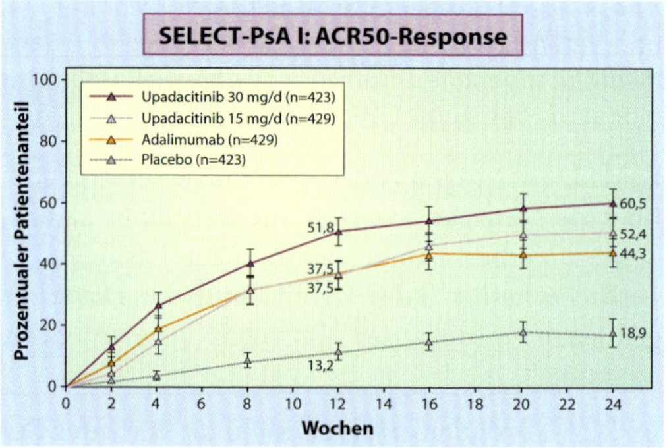

b

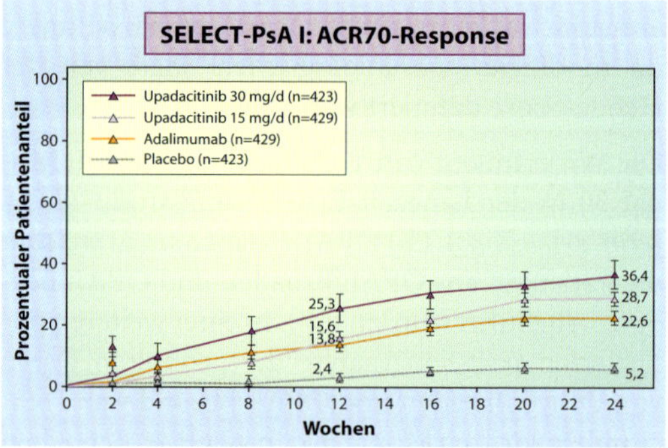

c

Abb. 4.3a-c: Upadacitinib: ACR20- (**a**), ACR50- (**b**) und ACR70-Ansprechraten (**c**) in der Studie SELECT-PsA I. Modif. nach [21].

Auch im modifizierten Sharp-van der Heijde-Score zeigte sich eine signifikante Überlegenheit mit einem geringeren Zuwachs der erosiven Veränderungen in der Upadacitinib-Gruppe im Vergleich zu Placebo [21].

SELECT-PsA II

Auch in der zweiten Studie des Programmes SELECT-PsA II konnten die definierten Endpunkte erreicht werden. Hier wurden Patienten mit einer aktiven PsA, die unzureichend auf eine Therapie mit mindestens einem bDMARD angesprochen hatten, wiederum in die beiden Upadacitinib-Dosierungen 15 mg/d und 30 mg/d sowie Placebo randomisiert. Primärer Endpunkt war das Therapieansprechen gemessen mit ACR20-Response zu Woche 12. Hier zeigte sich eine signifikante Überlegenheit beider Upadacitinib-Arme im Vergleich zu Placebo. Gleiches gilt für die sekundären Endpunkte, wie das ACR50- und ACR70-Ansprechen sowie alle übrigen sekundären Endpunkte, welche wiederum u.a. das Hautansprechen mit dem PASI75-Response, Schmerzlevel oder auch eine Verbesserung der Fatigue (FACIT-Fatigue) beinhalteten [20].

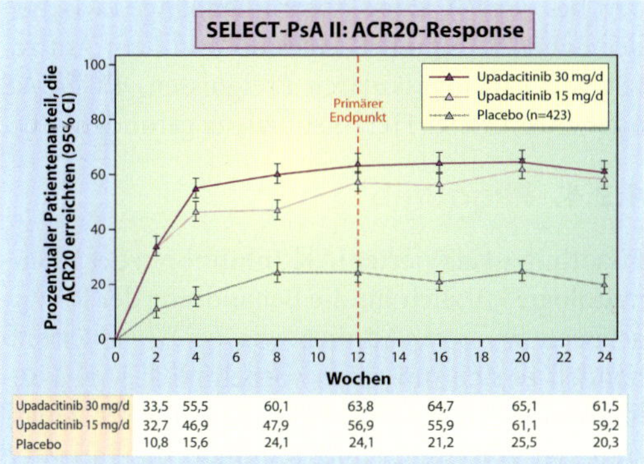

	2	4	8	12	16	20	24
Upadacitinib 30 mg/d	33,5	55,5	60,1	63,8	64,7	65,1	61,5
Upadacitinib 15 mg/d	32,7	46,9	47,9	56,9	55,9	61,1	59,2
Placebo	10,8	15,6	24,1	24,1	21,2	25,5	20,3

a

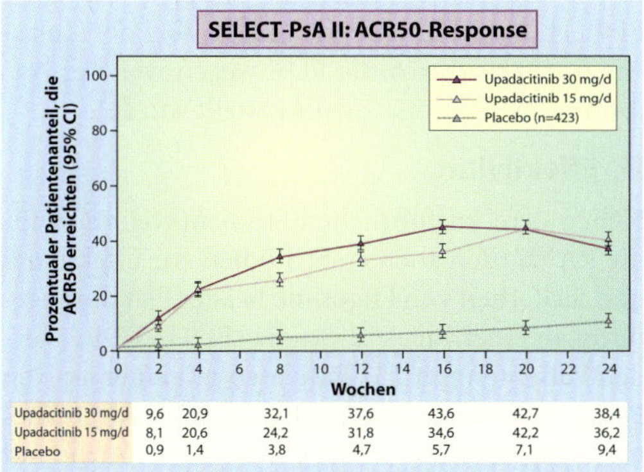

	2	4	8	12	16	20	24
Upadacitinib 30 mg/d	9,6	20,9	32,1	37,6	43,6	42,7	38,4
Upadacitinib 15 mg/d	8,1	20,6	24,2	31,8	34,6	42,2	36,2
Placebo	0,9	1,4	3,8	4,7	5,7	7,1	9,4

b

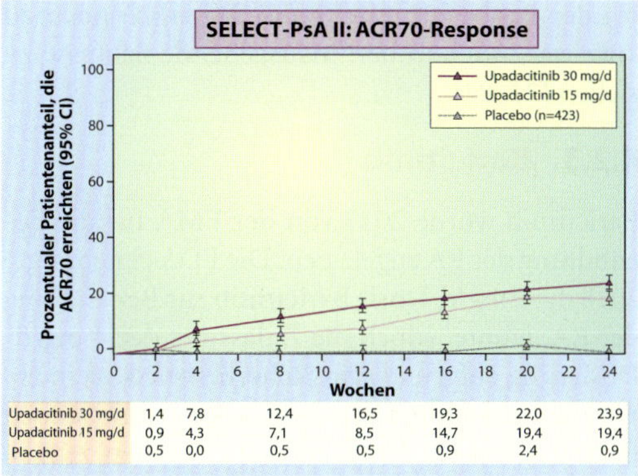

	2	4	8	12	16	20	24
Upadacitinib 30 mg/d	1,4	7,8	12,4	16,5	19,3	22,0	23,9
Upadacitinib 15 mg/d	0,9	4,3	7,1	8,5	14,7	19,4	19,4
Placebo	0,5	0,0	0,5	0,5	0,9	2,4	0,9

c

Abb. 4.4a-c: Upadacitinib: ACR20- (**a**), ACR50- (**b**) und ACR70-Ansprechraten (**c**) in der Studie SELECT-PsA II. Modif. nach [22].

In einer Folgearbeit wurden die Daten der SELECT-PsA II nochmals nach einem langen Intervall analysiert, um auch das Langzeitansprechen zu bewerten. Hier konnten die Autoren nachweisen, dass das klinische Ansprechen auch bis zu Woche 56 konsistent war [22].

Sicherheit

Das Sicherheitsprofil von Upadacitinib in der PsA war mit dem der RA-Studienprogramme vergleichbar, wobei natürlich kein direkter Vergleich möglich ist. Schwere Infektionen traten häufiger bei Upadacitinib 30 mg/d als unter Placebo oder Adalimumab auf, wobei die 30 mg-Dosierung weder bei der FDA noch bei der EMA für eine Zulassung eingereicht und somit auch nur 15 mg/d zugelassen wurden. Die Inzidenzen von Herpes zoster waren in den unterschiedlichen Gruppen vergleichbar und lagen bei etwa 1 % für beide Dosierungen und Placebo. Dosisabhängige Erhöhungen der Kreatinkinase-Spiegel wurden unter Upadacitinib berichtet, wobei diese in aller Regel nur mild und transient waren.

Selten wurden zudem meist milde Erhöhungen der Leberenzyme beobachtet, die zu keinem Therapieabbruch führten und nach Absetzen der Therapie wieder vollständig rückläufig waren. Dosisabhängige Erhöhungen der LDL- und HDL-Cholesterinspiegel wurden unter Upadacitinib beobachtet, ohne dass sich die Serum-Lipid-Verhältnisse signifikant änderten. Es wurden keine schwerwiegenden unerwünschten kardiovaskulären Ereignisse berichtet. In der SELECT-PsA I trat in der 30 mg/d-Dosierung eine Lungenarterienembolie auf, wobei der Beobachtungzeitraum sicherlich noch zu kurz war, um darüberhinausgehende Schlüsse zu ziehen [21, 22].

4.2.3. Baricitinib

Baricitinib wurde 2017 von der EMA für die Behandlung der RA zugelassen. Die FDA genehmigte 2018 die 2 mg/d-Dosis Baricitinib zur Behandlung der RA, lehnte jedoch die Zulassung der 4 mg/d-Dosierung aufgrund von Sicherheitsbedenken ab. Für die Behandlung der PsA ist Baricitinib jedoch nicht zugelassen. Erste klinische Studien zeigen, dass Baricitinib die Signalübertragung von IFN-γ und IL-6 hemmen kann, indem es auf JAK1/JAK2 sowie IL-12/23 über JAK2/TYK2 wirkt und somit möglichweise auch für die Therapie der PsA ein mögliches Agens darstellen könnte [23].

Effektivität

In vier Phase III-Studien (RA Begin, Build, Beam und Beacon) zeigte Baricitinib eine eindeutige Wirksamkeit bei Patienten mit aktiver RA [24-27]. Baricitinib verbesserte signifikant den ACR20/50/70, den DAS28 und HAQ-DI bei RA-Patienten im Vergleich zu Placebo. Darüber hinaus wurden die Wirksamkeit und Sicherheit von Baricitinib bei Patienten mit mittelschwerer bis schwerer Psoriasis in einer randomisierten, doppelblinden, placebokontrollierten, dosisabhängigen Phase IIb-Studie untersucht [28]. Das PASI75-Ansprechen bei den Patienten, die Baricitinib 8 mg/d und 10 mg/d erhielten, verbesserte sich zu Woche 12 signifikant im Vergleich zu Placebo (43 % bzw. 54 % vs. 17 %). Eine Wirksamkeit von Baricitinib 2 mg/d bei Psoriasis-Patienten wurde nicht nachgewiesen. Klinische Daten zum Einsatz zu Baricitinib bei PsA-Patienten liegen jedoch bisher noch nicht vor [28].

Sicherheit

Die verfügbaren Daten zum Sicherheitsprofil von Baricitinib stammen hauptsächlich aus Studien zur Behandlung von RA [24, 26, 27]. Die Inzidenzraten von Infektionen, insbesondere von Herpes zoster-Infektionen unter Baricitinib, waren im Vergleich zu Placebo höher. Die meisten Herpes zoster-Infektionen wurden in der asiatischen Population berichtet. Ansonsten waren verringerte Neutrophilenzahlen und eine Erhöhung der Leberenzyme, des Kreatinins, der Kreatininkinase (CK) und des LDL/HDL-Quotienten unter Baricitinib im Vergleich zu Placebo häufiger. Mäßige Erhöhungen der Thrombozytenzahl wurden hier ebenfalls beobachtet, wobei es keinen signifikanten Unterschied zwischen den verschiedenen Gruppen in der Inzidenz von Thrombozytosen gab.

Die Inzidenz von tiefen Venenthrombosen (TVT) und Lungenarterienembolien (LAE) war unter Baricitinib im Vergleich zu Placebo höher. In einer Studie zur Bewertung des Sicherheitsprofils von Baricitinib bei Patienten mit aktiver RA in einer integrierten Datenbank, die acht Phase-III/II/Ib-Studien und eine Langzeitbeobachtung umfasste, waren Infektionen einschließlich Herpes zoster Infektionen unter Baricitinib 4 mg/d im Vergleich zu Placebo signifikant häufiger. TVT und LAE wurden in der Gruppe mit Baricitinib 4 mg/d, aber nicht in der Placebo-Gruppe berichtet [29]. Ähnliche Ergebnisse wurden in einer weiteren Studie zur Bewertung der kardiovaskulären Sicherheit von Baricitinib bei RA-Patienten beobachtet. So wurden bei der RA keine Zusammenhänge zwischen der Behandlung mit Baricitinib und dem Auftreten von kardiovaskulären Ereignissen, TVT/LAE oder chronischer Herzinsuffizienz gefunden [30].

4.2.4. Filgotinib

Filgotinib ist als vierter JAK-Inhibitor in der Rheumatologie kürzlich für die Behandlung der RA zugelassen worden. Ähnlich wie bei Upadacitinib handelt es sich um einen vornehmlich JAK-1-selektiven JAK-Inhibitor. Grundlage für die Zulassung der 200 mg/d (und 100 mg/d bei Patienten >75 Jahre oder eingeschränkter Nierenfunktion) durch die EMA waren die Studien FINCH1, FINCH2 und FINCH3 [31-33], wobei der Zulassungsprozess durch die FDA wegen weiterer Anforderungen vorerst zurückgestellt wurde.

Effektivität

Neben dem ausführlichen Studienprogramm für die RA wurden auch erste Studien zur Effektivität und Sicherheit von Filgotinib bei der PsA durchgeführt. In einer Phase II-Studie (EQUATOR) wurden Patienten mit 131 Patienten mit einer aktiven PsA, die unzureichend auf eine csDMARD-Therapie angesprochen hatten, 1:1 in zwei Arme mit entweder Filgotinib 200 mg/d oder Placebo randomisiert [34]. Primärer Endpunkt war das ACR20-Ansprechen zu Woche 16. Hier zeigte Filgotinib eine signifikante Überlegenheit gegenüber Placebo

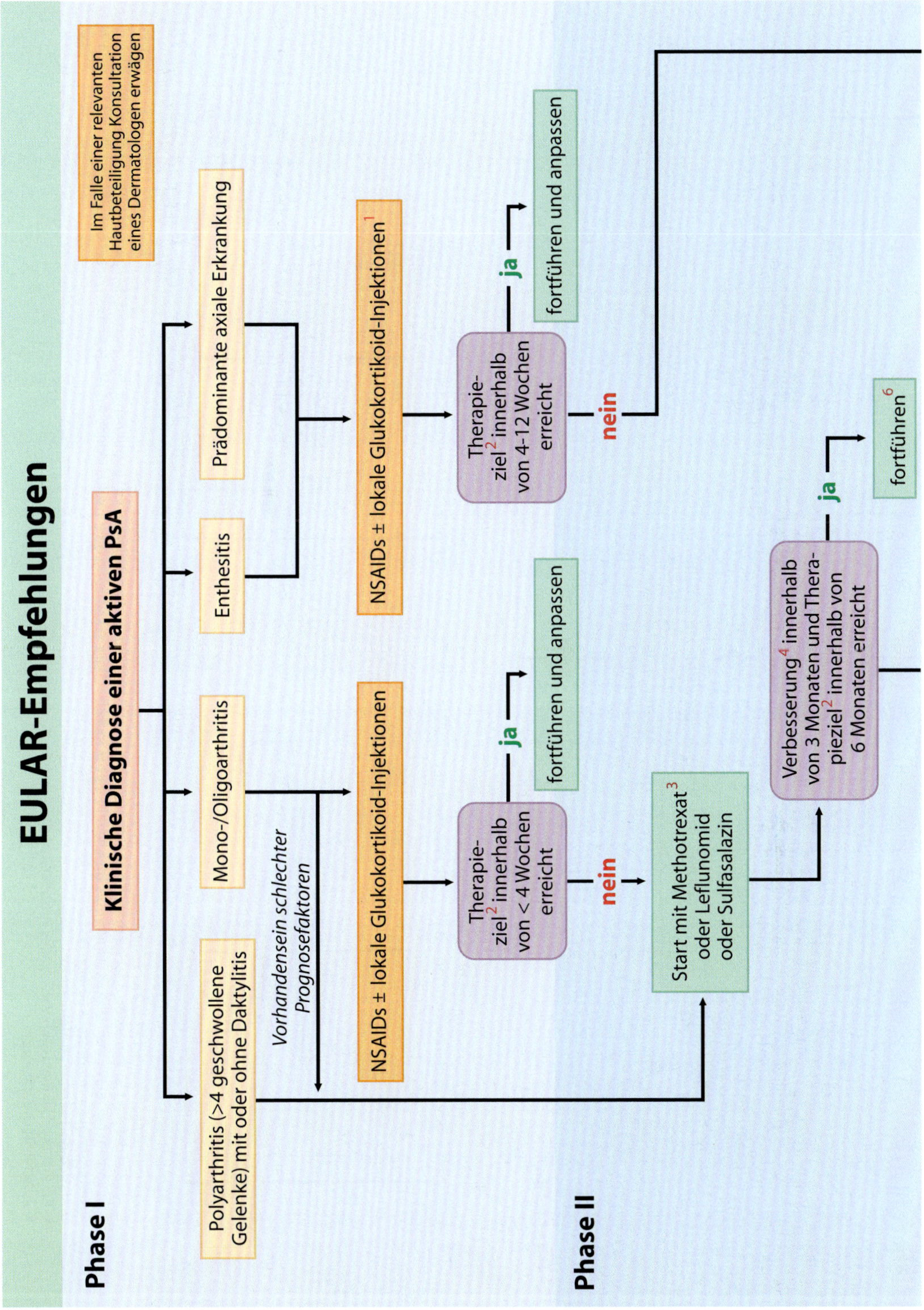

Abb. 4.5 Teil 1: Der Algorithmus der EULAR 2019 für die Behandlung von PsA mit pharmakologischen nicht-topischen Behandlungen: Phase I und II. Modif. nach [35].

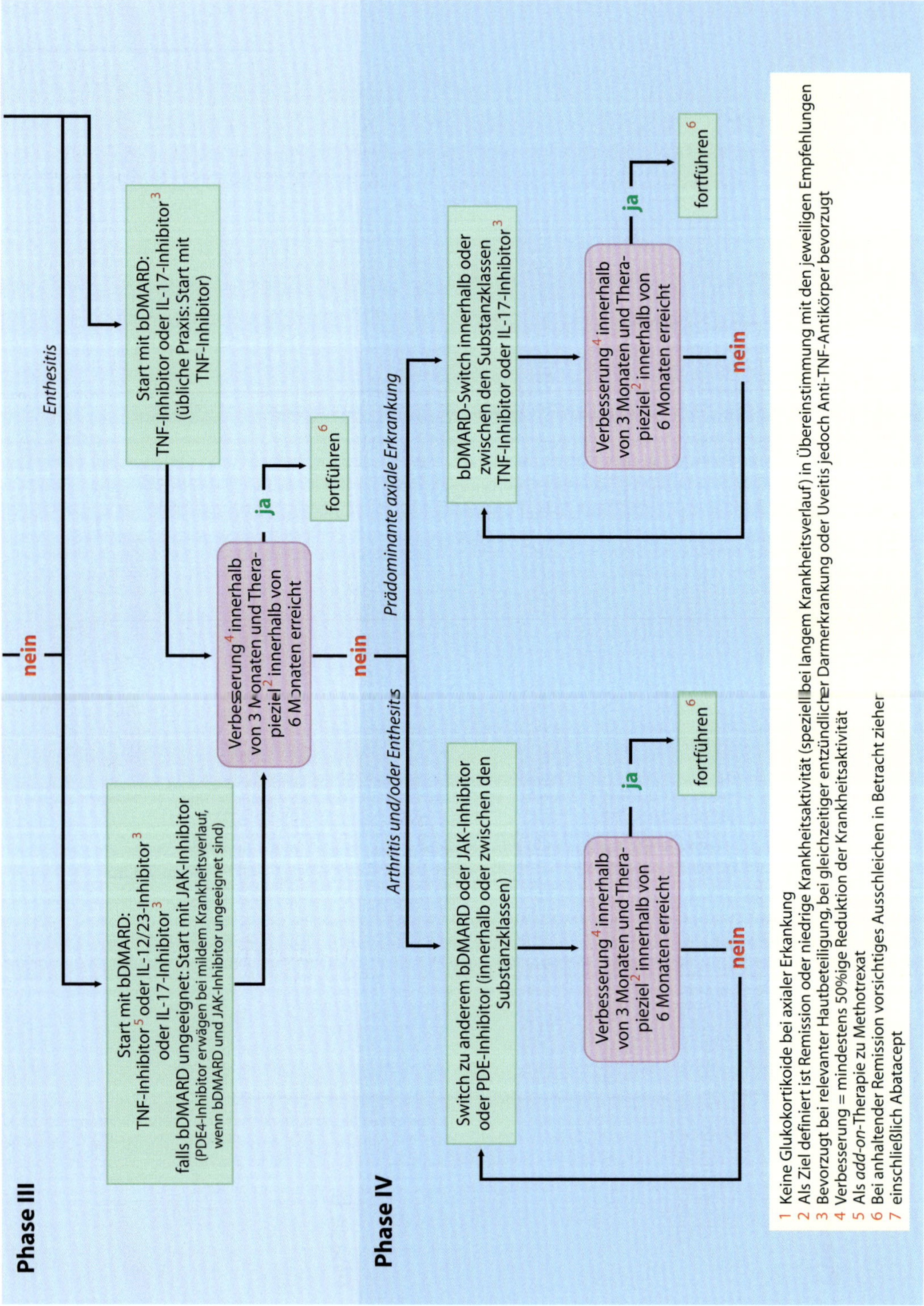

Abb. 4.5 Teil 2: Der Algorithmus der EULAR 2019 für die Behandlung von PsA mit pharmakologischen nicht-topischen Behandlungen: Phase III und IV. Modif. nach [35].

(80 % vs. 33,3 %). Auch bei allen sekundären Endpunkten (z.B. ACR50, ACR70, MDA, Enthesitis [LEI], Hautbeteiligung [PASI75]) konnte eine signifikante Überlegenheit gegenüber Placebo nachgewiesen werden [34]. Die publizierten Ergebnisse waren sehr vielversprechend und lassen auf eine Fortführung des Studienprogramms (Phase III) hoffen.

Sicherheit

Das Sicherheitsprofil von Filgotinib bei PsA war ähnlich dem der RA [31, 34]. Filgotinib zeigte in der EQUATOR-Studie im Allgemeinen eine gute Verträglichkeit [34]. Die Inzidenz von behandlungsbedingten AE war bei Filgotinib im Vergleich zu Placebo vergleichbar, die meisten davon waren leicht oder moderat. Die Inzidenz von assoziierten Infektionen war zwischen den beiden Gruppen bis zu 16 Wochen ähnlich. Es wurde nur ein Fall von Herpes zoster berichtet, und es gab keine Malignome, thromboembolische Ereignisse oder andere opportunistische Infektionen einschließlich Tuberkulose. Betrachtet man die Veränderungen der Laborparametern, so wurden unter Filgotinib Anstiege des Hämoglobins, des HDL und den Lymphozytenzahlen sowie eine Abnahme der Thrombozyten beobachtet, wobei diese nur mild bis moderat und nach Absetzen der Medikation rückläufig waren [34].

4.3. Stellenwert der JAK-Inhibitoren im Therapiealgorithmus der PsA

Die JAK-Inhibitoren haben inzwischen den Einzug in die Empfehlungen der EULAR zur Therapie der Psoriasis-Arthritis gefunden [35] (☞ Abb. 4.5). Die ebenfalls im klinischen Alltag breit genutzten Empfehlungen der *Group for Research and Assessment of Psoriasis and Psoriatic Arthritis* (GRAPPA) führen diese noch nicht auf, da zum Zeitpunkt der Publikation (2016) noch keine ausreichenden Studiendaten bzw. Zulassungen vorlagen [36], wobei die GRAPPA-Empfehlungen derzeit aktualisiert werden. Nationale Empfehlungen unter Federführung der DGRh werden ebenfalls vorbereitet, liegen aber bisher nicht vor.

In den Empfehlungen der EULAR wird der Einsatz von JAK-Inhibitoren bei der PsA nach dem Versagen einer csDMARD-Therapie empfohlen, wobei wegen der zum Zeitpunkt der Konsentierung (systematische Literaturrecherche bis Mai 2019) noch überschaubaren Datenlage ein bevorzugter Einsatz von bDMARDs (TNF-Inhibitoren, IL17- oder IL12/23) angeraten wird [35]. Zudem beschränkt sich die Empfehlung in der Leitlinie im Wesentlichen auf die periphere Arthritis, da ebenfalls keine bzw. unzureichende Daten für den Einsatz von JAK-Inhibitoren bei der der axialen Beteiligung der PsA bzw. der axialen Spondylarthritis (axSpA) selbst vorlagen. Die jüngst publizierten Daten zu Upadacitinib bei der axSpA zeigen jedoch eine hohe und anhaltende Effektivität, weitere Studien laufen noch oder sind geplant [37]. Upadacitinib ist aufgrund der publizierten Daten für die Therapie der axSpA aus diesen Gründen von der EMA zugelassen worden.

4.4. Literatur

1. Coates LC, Helliwell PS. Psoriatic arthritis: state of the art review. Clin Med (Lond). 2017;17(1):65-70.

2. Ritchlin CT, Colbert RA, Gladman DD. Psoriatic Arthritis. N Engl J Med. 2017;376:957-970.

3. Bravo A, Kavanaugh A. Bedside to bench: defining the immunopathogenesis of psoriatic arthritis. Nat Rev Rheumatol. 2019;15:645-656.

4. Chimenti MS et al. An update on pathogenesis of psoriatic arthritis and potential therapeutic targets. Expert Rev Clin Immunol. 2019;15(8):823-836.

5. Veale DJ et al. The rationale for Janus kinase inhibitors for the treatment of spondyloarthritis. Rheumatology. 2019;58:197-205.

6. Ghoreschi K, Laurence A, O'Shea JJ. Janus kinases in immune cell signaling. Immunol Rev. 2009;228:273-287.

7. Przepiera-Bêdzak H, Fischer K, Brzosko M. Serum IL-6 and IL-23 Levels and Their Correlation with Angiogenic Cytokines and Disease Activity in Ankylosing Spondylitis, Psoriatic Arthritis, and SAPHO Syndrome. Mediators Inflamm. 2015;2015:785705.

8. Tesmer LA, Lundy SK, Sarkar S, Fox DA. Th17 cells in human disease. Immunol Rev. 2008;223:87-113.

9. Kirkham BW, Kavanaugh A, Reich K. Interleukin-17A: a unique pathway in immune-mediated diseases: psoriasis, psoriatic arthritis and rheumatoid arthritis. Immunology. 2014;141:133-142.

10. Sakkas LI, Zafiriou E, Bogdanos DP. Mini Review: New Treatments in Psoriatic Arthritis. Focus on the IL-23/17 Axis. Front Pharmacol. 2019;10:872.

11. Sherlock JP et al. IL-23 induces spondyloarthropathy by acting on ROR-γt+ CD3+CD4-CD8- entheseal resident T cells. Nat Med. 2012;18:1069-1076.

12. Fiocco U et al. JAK/STAT/PKCδ molecular pathways in synovial fluid T lymphocytes reflect the in vivo T helper-17 expansion in psoriatic arthritis. Immunol Res. 2014;58:61-69.

13. Gao W et al. Tofacitinib regulates synovial inflammation in psoriatic arthritis, inhibiting STAT activation and induction of negative feedback inhibitors. Ann Rheum Dis. 2016;75:311-315.

14. Raychaudhuri SK, Abria C, Raychaudhuri SP. Regulatory role of the JAK STAT kinase signalling system on the IL-23/IL-17 cytokine axis in psoriatic arthritis. Ann Rheum Dis. 2017;76:e36-e36.

15. Mease P et al. Tofacitinib or Adalimumab versus Placebo for Psoriatic Arthritis. N Engl J Med. 2017;377: 1537-1550.

16. Gladman D et al. Tofacitinib for Psoriatic Arthritis in Patients with an Inadequate Response to TNF Inhibitors. N Engl J Med 377;2017:1525-1536.

17. Nash P et al. Safety and Efficacy of Tofacitinib in Patients with Active Psoriatic Arthritis: Interim Analysis of OPAL Balance, an Open-Label, Long-Term Extension Study. Rheumatol Ther. 2020:7:553-580.

18. Nash P et al. Efficacy of Tofacitinib for the Treatment of Psoriatic Arthritis: Pooled Analysis of Two Phase 3 Studies. Rheumatol Ther. 2018;5:567-582.

19. Burmester GR et al. An Integrated Analysis of the Safety of Tofacitinib in Psoriatic Arthritis across Phase III and Long-Term Extension Studies with Comparison to Real-World Observational Data. Drug Saf. 2020;43: 379-392.

20. Mease PJ et al. Upadacitinib for psoriatic arthritis refractory to biologics: SELECT-PsA 2. Ann Rheum Dis. 2021;80:312-320.

21. McInnes IB et al. Trial of Upadacitinib and Adalimumab for Psoriatic Arthritis. N Engl J Med. 2021;384: 1227-1239.

22. Mease PJ et al. Upadacitinib in Patients with Psoriatic Arthritis and Inadequate Response to Biologics: 56-Week Data from the Randomized Controlled Phase 3 SELECT-PsA 2 Study. Rheumatol Ther. 2021;8:903-919.

23. O'Shea JJ, Kontzias A, Yamaoka K, Tanaka Y, Laurence A. Janus kinase inhibitors in autoimmune diseases. Ann Rheum Dis. 2013;72:ii111-ii115.

24. Dougados M et al. Baricitinib in patients with inadequate response or intolerance to conventional synthetic DMARDs: results from the RA-BUILD study. Ann Rheum Dis. 2017;76:88-95.

25. Genovese MC et al. Baricitinib in Patients with Refractory Rheumatoid Arthritis. N Engl J Med. 2016;374: 1243-1252.

26. Taylor PC et al. Baricitinib versus Placebo or Adalimumab in Rheumatoid Arthritis. N Engl J Med. 2017; 376:652-662.

27. van der Heijde D et al. Structural damage progression in patients with early rheumatoid arthritis treated with methotrexate, baricitinib, or baricitinib plus methotrexate based on clinical response in the phase 3 RA-BEGIN study. Clin Rheumatol. 2018;37:2381-2390.

28. Papp KA et al. A randomized phase 2b trial of baricitinib, an oral Janus kinase (JAK) 1/JAK2 inhibitor, in patients with moderate-to-severe psoriasis. Br J Dermatol. 2016;174:1266-1276.

29. Smolen JS et al. Safety Profile of Baricitinib in Patients with Active Rheumatoid Arthritis with over 2 Years Median Time in Treatment. J Rheumatol. 2019;46: 7-18.

30. Taylor PC et al. Cardiovascular Safety During Treatment With Baricitinib in Rheumatoid Arthritis. Arthritis Rheumatol. 2019;71:1042-1055.

31. Genovese MC et al. Effect of Filgotinib vs Placebo on Clinical Response in Patients With Moderate to Severe Rheumatoid Arthritis Refractory to Disease-Modifying Antirheumatic Drug Therapy: The FINCH 2 Randomized Clinical Trial. JAMA 2019;322:315-325.

32. Westhovens R et al. Filgotinib in combination with methotrexate or as monotherapy versus methotrexate monotherapy in patients with active rheumatoid arthritis and limited or no prior exposure to methotrexate: the phase 3, randomised controlled FINCH 3 trial. Ann Rheum Dis. 2021;80:727-738

33. Combe B et al. Filgotinib versus placebo or adalimumab in patients with rheumatoid arthritis and inadequate response to methotrexate: a phase III randomised clinical trial. Ann Rheum Dis. 2021;80:848-858.

34. Mease P et al. Efficacy and safety of filgotinib, a selective Janus kinase 1 inhibitor, in patients with active psoriatic arthritis (EQUATOR): results from a randomised, placebo-controlled, phase 2 trial. Lancet. 2018;392: 2367-2377.

35. Gossec L et al. EULAR recommendations for the management of psoriatic arthritis with pharmacological therapies: 2019 update. Ann Rheum Dis. 2020;79:700-712.

36. Coates LC et al. Group for Research and Assessment of Psoriasis and Psoriatic Arthritis 2015 Treatment Recommendations for Psoriatic Arthritis. Arthritis Rheumatol. 2016;68:1060-1071.

37. van der Heijde D. et al. Efficacy and safety of upadacitinib in patients with active ankylosing spondylitis (SELECT-AXIS 1): a multicentre, randomised, double-blind, placebo-controlled, phase 2/3 trial. Lancet. 2019; 394:2108-2117.

5. Potenzial der JAK-Inhibitoren für weitere Erkrankungen

Aufgrund ihrer beeindruckenden immunsuppressiven Potenz und ihres für die meisten Patientengruppen akzeptablen Sicherheitsprofils werden JAK-Inhibitoren zunehmend bei verschiedenen Entitäten, die im weitesten Sinne eine autoimmune oder inflammatorische Genese aufweisen, in den unterschiedlichsten Fachdisziplinen untersucht und eingesetzt [1]. Diese reichen von der primären Myelofibrose (Ruxolitinib), der ersten Indikation für einen JAK-Inhibitor in Deutschland, über veterinärmedizinische Zulassungen, chronische Graft-versus-Host-Erkrankung, chronisch-entzündliche Darmerkrankungen und Alopezie bis hin zum atopischen Ekzem in der Dermatologie. Auch topische Anwendungen werden erprobt. Selbst bei den myeloproliferativen Neoplasien ist die Wirkung zuvorderst eine antinflammatorische und nicht wie erhofft eine gezielte Inhibition der JAK-mutierten malignen Zelle. Die Patienten leiden unter Ruxolitinib weniger unter Splenomegalie und B-Symptomatik [2].

Jenseits der häufigen Krankheitsbilder in der Rheumatologie, für die Zulassungen bestehen – der rheumatoiden Arthritis und den unterschiedlichen Spondyloarthritiden – existieren die ersten Erfahrungen zum Einsatz von JAK-Inhibitoren bei Kollagenosen und bei systemischen Vaskulitiden. Innerhalb der Erkrankungsgruppe der Kollagenosen wurden vor allem der Systemische Lupus erythematodes, die Systemische Sklerose und die inflammatorischen Myopathien untersucht.

Für die wenigsten dieser Entitäten wurden schon Ergebnisse randomisierter Studien veröffentlicht. Daher sollen im Folgenden auch prinzipielle Überlegungen zum möglichen Wirkmechanismus, Erkenntnisse aus Tiermodellen und aussagekräftige Fallserien dargestellt werden. Teilweise kann der Ausblick auf laufende Studien gegeben werden. Fallberichte sollen dagegen wegen ihrer Vielzahl und ihrer schwierigen Interpretation nur begrenzt aufgeführt werden.

Den Ausführungen zum Wirkmechanismus sei vorangestellt, dass sich die *in vitro* gefundene Selektivität der einzelnen JAK-Inhibitoren durchaus durch *cross-talk* im Netzwerk aus Immunzellen und Zytokinen verlieren kann. Dieses Phänomen wird als Netzwerkpharmakologie bezeichnet. Moodly et al. beschreiben dies in einer Untersuchung zur Auswirkung von JAK-Inhibitoren unterschiedlicher Selektivität auf die Genexpression in verschiedenen Immunzellen [3]. Der Effekt auf die Expression unterscheidet sich im Vergleich der JAK-Inhibitoren dabei nur in Nuancen. Daher müssen Rückschlüsse aus präklinischen Daten auf den potentiellen Nutzen des jeweiligen JAK-Inhibitors auf die Pathogenese einer bestimmten Erkrankung selbstverständlich immer in klinischen Studien überprüft werden.

5.1. Systemischer Lupus erythematodes

5.1.1. Präklinische Daten

Der Systemische Lupus erythematodes (SLE) stellt eine äußerst heterogene Systemerkrankung mit sehr variabler Organbeteiligung dar. Es findet sich eine Dysregulation von B-Zellen, Plasmablasten, Th1-, Th2-, Th17- und regulatorischen T-Zellen (Treg) sowie von plasmazytoiden dendritischen Zellen. Die Zytokine IL-6, IL-10 IL-12, IL-17, IFN-γ, IFN-α und B *cell activating factor* (BAFF) sind im Plasma oft erhöht, wohingegen IL-4 oft erniedrigt gemessen wird [1, 4] [1].

Die Dysregulation von Typ 1- und -2-Interferonen, die unter anderem aus plasmazytoiden dendritischen Zellen freigesetzt werden, scheint für die Pathogenese zentral zu sein. Rezeptoren für Interferon alpha/beta sind mit JAK-1 sowie TYK-2 und Rezeptoren für Interferon-gamma mit JAK-1 sowie JAK-2 assoziiert. Diese Beobachtung stellt eine starke Rationale zum Einsatz von JAK-Inhibitoren beim SLE dar. Kawasaki et al. untersuchten T-Zellen aus dem Blut von 12 Patienten mit aktivem SLE [5]. Die erhöhte Expression von Interferon-*regulatory factor* (IRF)-abhängigen Genen schien durch den JAK-STAT-Signalweg reguliert zu sein. Eine andere Arbeitsgruppe untersuchte das Blut von 39 SLE-Patienten mittels Immunphänotypisierung [6]. Die vermehrte Aktivierung von STAT1 führte zu einer Störung der Treg-Homöostase. Kubo et al. konnten nachweisen, dass der

Typ 1-Interferon-Signalweg in dendritischen Zellen durch Tofactinib und Baricitinib supprimiert werden konnte.

In mehreren SLE-Mausmodellen konnte Tofacitinib SLE-spezifische Laborparameter (ds-DNS-AK, Komplement), Proteinurie sowie andere Zeichen der Glomerulonephritis reduzieren [7]. Dabei schien die Normalisierung der Expression von Interferon-abhängigen Genen unter anderem in T-Zellen durch Inhibition des JAK-STAT-Weges eine wichtige Rolle zu spielen.

5.1.2. Klinische Studien

Baricitinib

Baricitinib wurde in einer randomisierten, placebokontrolllierten, doppelblinden Phase II-Studie bei SLE untersucht [8]. Hierbei handelt es sich um die Studie, die zu den Krankheitsgruppen SLE, SSc, inflammatorische Myopathie und systemische Vaskulitis bislang die aussagekräftigste Evidenz liefert. In 78 Zentren in 11 Ländern wurden 314 Patienten 1 : 1 : 1 randomisiert und erhielten einmal täglich Placebo (n=105), 2 mg Baricitinib (n=105) oder 4 mg Baricitinib (n=104). Die Patienten durften keine aktive schwere Lupusnephritis und keinen aktiven schweren ZNS-Lupus aufweisen. Um bei diesem heterogenen Krankheitsbild auf gut untersuchbare Krankheitsmanifestationen zu fokussieren, wurde als primärer Endpunkt das Ansprechen auf Haut und Gelenke zu Woche 24 gemäß Definition im SLEDAI-2K festgelegt. Dieser Endpunkt wurde von 70 Patienten (67 %) unter 4 mg Baricitinib und von 61 Patienten (58 %) unter 2 mg Baricitinib erreicht. Für 4 mg Baricitinib zeigte sich ein signifikanter Vorteil im Vergleich zu Placebo (*odds ratio* [OR] vs Placebo 1,8; 95 % CI 1,0-3,3; p=0,04). Für 2 mg Baricitinib zeigte sich ein vorteilhafter Trend, allerdings ohne Signifikanz. Unerwünschte Ereignisse (bzw. schwere unerwünschte Ereignisse) hatten 68 Patienten unter Placebo (65 %), 75 Patienten unter 2 mg Baricitinib (71 %) und 76 Patienten unter 4 mg Baricitinib (73 %). In Bezug auf sekundäre Endpunkte konnte für 4 mg Baricitinib ein signifikanter Vorteil für das Gesamtansprechen (SRI-4), für das Erreichen einer niedrigen Krankheitsaktivität (LLDAS) und für das Schubrisiko (SSFI) gezeigt werden, allerdings jeweils nicht für 2 mg Baricitinib. Die Autoren schlussfolgerten, dass 4 mg Baricitinib (nicht aber 2 mg Baricitinib) die Krankheitsaktivität eines SLE reduzieren kann, der unter Standardtherapie noch aktiv ist. Diese vielversprechenden Daten werden aktuell in einer Phase III-Studie überprüft.

Als wissenschaftliches Begleitprogramm der Phase II-Studie zu Baricitinib bei SLE wurden globale Genexpressionsanalysen durchgeführt [9]. Dörner und Kollegen berichten, dass STAT1, STAT2 und verschiedene Interferon-abhängige Gene zu Beginn der Studie bei den SLE-Patienten hochreguliert waren. Diese und mit diesen assoziierte Gene wurden durch Baricitinib effektiv reduziert. Eine Erhöhung von JAK1-Zielgenen erwies sich dabei als prädiktiv für ein Ansprechen auf Baricitinib 4 mg. Auch die im Vergleich zu gesunden Kontrollen erhöhten Serumwerte für IFN-alpha, IFN-gamma, IL-12p40 und IL-6 sanken unter Baricitinib ab.

Filgotinib

Eine randomisierte Phase II-Studie mit kleinen Fallzahlen verglich Filgotinib mit dem SYK (*spleen tyrosine kinase*)-Inhibitor Lanraplenib bei SLE-assoziierter membranöser Lupusnephritis [10]. Allerdings verblieben nur 4 Patienten unter Filgotinib und ein Patient unter Lanraplenib bis Woche 16 in der Studie. Die Eiweißausscheidung in 24 Stunden reduzierte sich unter Filgotinib um ca. 50 %. Aufgrund der sehr geringen Fallzahlen kann die Wirksamkeit von Filgotinib bei dieser Form der Glomerulonephritis noch nicht abschließend beurteilt werden.

Andere JAK-Inhibitoren

Andere JAK-Inhibitoren hatten sich beim SLE in Phase II-Studien als ineffektiv herausgestellt: Der JAK1-selektive Inhibitor Solcitinib wurde in einer randomisierten Studie bei Patienten mit SLE ohne Nierenbeteiligung untersucht [11]. Diese Studie wurde nach einer Interimsanalyse mit 50 Patienten abgebrochen, da sich kein Effekt auf die IFN-abhängige Genexpression zeigte. Außerdem wiesen 6 Patienten einen relevanten Anstieg der Leberwerte auf.

Der JAK/SYK-Inhibitor R333 wurde in einer multizentrischen US-amerikanischen Studie bei diskoidem Lupus erythematodes topisch appliziert [12]. Die Hautläsionen zeigten darunter kein signifikant besseres Ansprechen.

5.2. Systemische Sklerose

5.2.1. Präklinische Daten

Die Pathogenese der Systemischen Sklerose (SSc) ist geprägt von Entzündung, Fibrosierung und Endothelschaden. Regelmäßig findet sich Dysregulation von Typ1- und Typ 2-Interferonen, IL-2, IL-6 und IL-23, die allesamt über den JAK-STAT-Weg signalisieren [1, 13]. Dees et al. fanden eine vermehrte Expression von JAK2 in Hautbiopsien von SSc-Patienten vor allem in Fibroblasten [14]. Diese war abhängig von TGF-beta, welches ein zentrales Zytokin bei fibrotischen Vorgängen der SSc darstellt. Durch selektive Inhibition von JAK2 konnte Kollagenbildung in Fibroblastenkulturen und in einem Bleomycin-Mausmodell inhibiert werden. In der SSc-assoziierten Lungenfibrose spielen M1-Makrophagen eine proinflammatorische und M2-Makrophagen eine profibrotische Rolle. Lescoat et al. untersuchten die Auswirkung von Tofacitinib, Ruxolitinib (JAK1/2) und Itacitinib (JAK1) auf menschliche Makrophagen *in vitro* abhängig vom Aktivierungsstadium [15]. Tatsächlich konnte eine Inhibition von M1- und M2-Makrophagen gezeigt werden. In der Folge wurde Ruxolitinib in einem Lungenfibrose-Mausmodell (HOCI) eingesetzt, das der Lungenfibrose bei SSc ähnelt. Ruxolitinib verhinderte die Hochregulation von proinflammatorischen M1-Markern (TNF-alpha, CYCL10, NOS2) und von profibrotischen M2-Markern (Arg1 und Chi3L3). Dies führte zu Verbesserung von Haut- und Lungenfibrose der Mäuse.

5.2.2. Klinische Studien

Tofacitinib

Die klinischen Erfahrungen zur JAK-Inhibition bei SSc stützen sich bislang lediglich auf Fallberichte und Fallserien. You et al. verglichen 10 Patienten mit diffus kutaner SSc unter Tofacitinib mit 12 historischen Kontrollpatienten [16]. Alle Patienten wiesen vor Tofacitinib einen Krankheitsprogress unter Immunsuppression auf. Davon hatten 5 Patienten Cyclophosphamid oder Mycophenolat erhalten. Alle Kontrollpatienten erhielten Cyclophosphamid oder Mycophenolat in Kombination mit Glukokortikoiden. Eine durchschnittliche Verbesserung des mRSS von -3,7 war unter Tofacitinib bereits nach einem Monat zu verzeichnen und nach 6 Monaten hatte sich der mRSS signifikant mehr gebessert im Vergleich zu den Kontrollen (-10,0 vs. -4,1, p=0,026). Die Zeit bis zum Ansprechen war unter Tofacitinib signifikant kürzer. Die Autoren vermuten einen Effekt von Tofacitinib auf Hautfibrose bei SSc.

5.3. Inflammatorische Myopathien

5.3.1. Präklinische Daten

Die vermehrte Expression von Interferon-abhängigen Genen in der Haut und Muskulatur bei Patienten mit Dermatomyositis suggeriert auch bei den inflammatorischen Myopathien eine wichtige Rolle von Typ-1- und Typ-2-Interferonen für die Pathogenese [1, 17]. Wang und Kollegen berichten über eine Assoziation von erhöhten Anteilen von $CD4^+$-$CXCR4^+$-T-Zellen im peripheren Blut von Patienten mit Myositis-assoziierter interstitieller Lungenerkrankung (ILD) mit stärkerer Ausprägung im CT der Lunge, mit stärkerer Restriktion in der Lungenfunktion und mit dem Nachweis von Anti-MDA5-Antikörpern, die bekanntermaßen mit einer deutlich schlechteren Prognose vergesellschaftet sind [18]. In Co-Kultur führten diese T-Zellen zu Fibroblastenproliferation, welche durch Tofactinib *in vitro* inhibiert werden konnte.

5.3.2. Klinische Studien

Tofacitinib

Bislang existieren nur Fallserien, die die Wirkung von JAK-Inhibitoren bei inflammatorischen Myopathien nahelegen. Kurasawa und Kollegen berichten über 5 Patienten mit Anti-MDA-AK-positiven Dermatomyositis-Patienten mit Lungenbeteiligung, die sich als refraktär auf eine Kombination von hochdosierten Glukokortikoiden, Cyclosporin A und Cyclophosphamid erwiesen hatten [19]. Diese erhielten zusätzlich zu dieser ohnehin schon intensiven immunsuppressiven Therapie Tofacitinib (2 x 5 mg pro Tag). Von diesen 5 Patienten überlebten 3, was einer signifikanten Verbesserung im Vergleich zu historischen Kontrollen entsprechen würde. Allerdings erlitten alle Patienten unter Tofacitinib virale Infektionen neben anderen meist schweren Komplikationen: CMV-Reaktivierung (n=5), Herpes Zoster (n=3), Adenovirus-Zystitis (n=1), EBV-assoziierte Lymphoproliferation (n=1). Chen und Kollegen therapierten 18

Patienten mit Anti-MDA5-AK-positiver amyotropher Dermatomyositis mit schwerer Lungenbeteiligung in einer prospektiven Studie. Im Vergleich zu historischen Kontrollen zeigte sich ein verbessertes Überleben und ein besseres Ansprechen auf Parameter von Lungen-CT oder Lungenfunktion [20]. Tofacitinib wurde hier lediglich mit Glukokortikoiden kombiniert. Entsprechend waren nur geringgradige unerwünschte Ereignisse zu verzeichnen.

Kürzlich wurde eine prospektive Studie mit 10 therapierefraktären Dermatomyositis-Patienten veröffentlicht, die retardiertes Tofacitinib (11 mg pro Tag) erhielten [21]. Andere Immunsuppressiva wurden zuvor abgesetzt. Die eine Hälfte zeigte ein mittelgradiges, die andere Hälfte ein geringgradiges Ansprechen auf die muskuläre Entzündung nach 12 Wochen gemessen im TIS (*Total Improvement Score* gemäß EULAR/ACR-Kriterien). Die Hautbeteiligung besserte sich signifikant im CDASI. Bei den drei Patienten, bei denen zu Beginn und im Verlauf Hautbiopsien genommen wurden, zeigte sich eine Inhibition des STAT1-Signalweges und von Interferon-abhängigen Genen.

Daneben existieren noch mehrere Fallserien mit geringeren Fallzahlen und Fallberichte zum erfolgreichen Einsatz von Tofacitinib und Baricitinib bei adulten oder juvenilen inflammatorischen Myopathien [22-25].

5.4. Systemische Vaskulitiden

5.4.1. Präklinische Daten

Die systemischen Vaskulitiden stellen mit die heterogenste Gruppe des rheumatologischen Formenkreises dar. Insofern ist es besonders schwierig, von präklinischen Erfahrungen auf konkrete Krankheitsbilder zu schließen. Die Arbeitsgruppe von Cornelia Weyand hat auf dem Gebiet der Riesenzellarteriitis wegweisende Studien durchgeführt. So wurden menschliche Arterien in immundefiziente Mäuse transplantiert und die Mäuse mit T-Zellen und Monozyten von Patienten mit Riesenzellarteriitis rekonstituiert [26]. Die entzündlich veränderten Arterien wurden in Bezug auf Genexpression, Proteinexpression und infiltrierende Zellpopulationen untersucht. In diesem Mausmodell konnte durch Tofacitinib angeborene und erworbene Immunität unterdrückt werden. Läsionale T-Zellen wiesen unter Tofacitinib eine geringere Proliferation und eine deutlich reduzierte Produktion von Interferon-gamma, IL-21 und IL-17 auf. Tofacitinib inhibierte die mikrovaskuläre Angiogenese, Intimahyperplasie und Infiltration bzw. Bildung von Gedächtnis-T-Zellen.

5.4.2. Klinische Studien

Morbus Behçet

In einer Fallserie wurden 7 intensiv vortherapierte Patienten mit Morbus Behçet mit Tofacitinib behandelt. Die Patienten wiesen zu Beginn der Therapie kardiovaskuläre, gastrointestinale und artikuläre Manifestationen auf [27]. Die kardiovaskulären sowie die Gelenkmanifestationen sprachen gut auf den JAK-Inhibitor an. Bei 5 von 6 Patienten mit gastrointestinaler Beteiligung persistierten entzündliche Ulzera. Es zeigte sich eine Reduktion der Prednisolon-Dosis und der Entzündungsparameter im Verlauf.

Takayasu-Arteriitis

Li und Kollegen beschreiben 5 Patienten mit Takayasu-Arteriitis die nach Vorbehandlung mit mehreren Biologika und Immunsuppressiva von einer Therapie mit Tofacitinib in Bezug auf Entzündungsparameter, Glukokortikoid-Dosis, Symptomatik und Gefäßmorphologie profitiert haben [28]. Dagegen beschreiben Palermo und Kollegen 2 Fälle mit refraktärer Takayasu-Arteriitis, die kein Ansprechen auf Tofacitinib zeigten [29].

Laufende Studien untersuchen den Einsatz von Baricitinib und Upadacitinib bei Riesenzellarteriitis und Polymyalgia rheumatica.

Allerdings existieren auch einzelne Berichte von Patienten, die unter JAK-Inhibitoren neue Vaskulitiden entwickelt haben [30]. Eine Patientin mit rheumatoider Arthritis entwickelte eine IgA-Vaskulitis mit Beteiligung von Haut und Nieren unter Tofacitinib. Die Autoren verweisen aber in ihrer Diskussion auf einen Fall, bei dem eine IgA-Nephropathie erfolgreich mit Tofacitinib therapiert wurde.

5.5. Sonstiges

Über die genannten Entitäten hinaus werden JAK-Inhibitoren aufgrund ihres breiten Wirkmechanismus auch bei noch anderen autoimmunen und autoinflammatorischen Erkrankungen untersucht. Ein Fallbericht erwähnt eine Patientin mit rezidivierender Polychondritis, die erfolgreich mit Tofacitinib behandelt wurde [31].

Bei Interferonopathien handelt es sich um unterschiedliche genetische Erkrankungen der Autoimmunität und Autoinflammation, bei denen die Überexpression von Interferon-abhängigen Genen zentral für die Pathogenese ist. Für diese Erkrankungen gibt es erste Erfahrungen zum erfolgreichen Einsatz von Baricitinib und Tofacitinib [32, 33]. Damit dürfte es sich um interessante Modellerkrankungen zur JAK-Inhibition handeln.

Zur Therapie der Sarkoidose mit JAK-Inhibitoren mehren sich ebenfalls die Fallserien, die eine zuverlässige Effektivität erhoffen lassen [34, 35].

Zur Therapie der hyperinflammatorischen Phase von COVID19, die Gemeinsamkeiten mit Makrophagenaktivierungssyndomen hat, existiert eine positive Phase II-Studie zum Einsatz von Baricitinib [36].

Zusammenfassend kann man davon ausgehen, dass sich die Indikationserweiterung der JAK-Inhibitoren im rheumatologischen Formenkreis in den nächsten Jahren fortsetzen wird und wir dadurch unseren Patienten eine noch bessere Auswahl an hochwirksamen Medikamenten zur Verfügung stellen können werden.

5.6. Literatur

1. You H, Xu D, Zhao J, Li J, Wang Q, Tian X, Li M, Zeng X. JAK Inhibitors: Prospects in Connective Tissue Diseases. Clin Rev Allergy Immunol. 2020 Dec;59(3):334-351.

2. Verstovsek S, Mesa RA, Gotlib J, Levy RS, Gupta V, DiPersio JF, Catalano JV, Deininger M, Miller C, Silver RT, Talpaz M, Winton EF, Harvey JH Jr, Arcasoy MO, Hexner E, Lyons RM, Paquette R, Raza A, Vaddi K, Erickson-Viitanen S, Koumenis IL, Sun W, Sandor V, Kantarjian HM. A double-blind, placebo-controlled trial of ruxolitinib for myelofibrosis. N Engl J Med. 2012 Mar 1;366 (9):799-807.

3. Moodley D, Yoshida H, Mostafavi S, Asinovski N, Ortiz-Lopez A, Symanowicz P, Telliez JB, Hegen M, Clark JD, Mathis D, Benoist C. Network pharmacology of JAK inhibitors. Proc Natl Acad Sci U S A. 2016 Aug 30;113 (35):9852-7.

4. Guimarães PM, Scavuzzi BM, Stadtlober NP, Franchi Santos LFDR, Lozovoy MAB, Iriyoda TMV, Costa NT, Reiche EMV, Maes M, Dichi I, Simão ANC. Cytokines in systemic lupus erythematosus: far beyond Th1/Th2 dualism lupus: cytokine profiles. Immunol Cell Biol. 2017 Oct;95(9):824-831.

5. Kawasaki M, Fujishiro M, Yamaguchi A, Nozawa K, Kaneko H, Takasaki Y, Takamori K, Ogawa H, Sekigawa I. Possible role of the JAK/STAT pathways in the regulation of T cell-interferon related genes in systemic lupus erythematosus. Lupus. 2011 Oct;20(12):1231-9.

6. Goropevšek A, Gorenjak M, Gradišnik S, Dai K, Holc I, Hojs R, Krajnc I, Pahor A, Avèin T. Increased Levels of STAT1 Protein in Blood CD4 T Cells from Systemic Lupus Erythematosus Patients Are Associated with Perturbed Homeostasis of Activated CD45RA^{-}FOXP3^{hi} Regulatory Subset and Follow-Up Disease Severity. J Interferon Cytokine Res. 2017 Jun;37(6):254-268.

7. Braunstein I, Klein R, Okawa J, Werth VP. The interferon-regulated gene signature is elevated in subacute cutaneous lupus erythematosus and discoid lupus erythematosus and correlates with the cutaneous lupus area and severity index score. Br J Dermatol. 2012 May;166 (5):971-5.

8. Wallace DJ, Furie RA, Tanaka Y, Kalunian KC, Mosca M, Petri MA, Dörner T, Cardiel MH, Bruce IN, Gomez E, Carmack T, DeLozier AM, Janes JM, Linnik MD, de Bono S, Silk ME, Hoffman RW. Baricitinib for systemic lupus erythematosus: a double-blind, randomised, placebo-controlled, phase 2 trial. Lancet. 2018 Jul 21;392 (10143):222-231.

9. Dörner T, Tanaka Y, Petri MA, Smolen JS, Wallace DJ, Dow ER, Higgs RE, Rocha G, Crowe B, Benschop RJ, Byers NL, Silk ME, de Bono S, Fantini D, Hoffman RW. Baricitinib-associated changes in global gene expression during a 24-week phase II clinical systemic lupus erythematosus trial implicates a mechanism of action through multiple immune-related pathways. Lupus Sci Med. 2020 Oct;7(1):e000424.

10. Baker M, Chaichian Y, Genovese M, Derebail V, Rao P, Chatham W, Bubb M, Lim S, Hajian H, Gurtovaya O, Patel U, Tumlin J. Phase II, randomised, double-blind, multicentre study evaluating the safety and efficacy of filgotinib and lanraplenib in patients with lupus membranous nephropathy. RMD Open. 2020 Dec;6(3):e001490.

11. Kahl L, Patel J, Layton M, Binks M, Hicks K, Leon G, Hachulla E, Machado D, Staumont-Sallé D, Dickson M, Condreay L, Schifano L, Zamuner S, van Vollenhoven RF; JAK115919 Study Team. Safety, tolerability, efficacy and pharmacodynamics of the selective JAK1 inhibitor GSK2586184 in patients with systemic lupus erythematosus. Lupus. 2016 Nov;25(13):1420-1430.

12. Presto JK, Okon LG, Feng R, Wallace DJ, Furie R, Fiorentino D, Werth VP. Computerized planimetry to assess clinical responsiveness in a phase II randomized trial of topical R333 for discoid lupus erythematosus. Br J Dermatol. 2018 Jun;178(6):1308-1314.

13. Raja J, Denton CP. Cytokines in the immunopathology of systemic sclerosis. Semin Immunopathol. 2015 Sep;37(5):543-57.

14. Dees C, Tomcik M, Palumbo-Zerr K, Distler A, Beyer C, Lang V, Horn A, Zerr P, Zwerina J, Gelse K, Distler O, Schett G, Distler JH. JAK-2 as a novel mediator of the profibrotic effects of transforming growth factor β in systemic sclerosis. Arthritis Rheum. 2012 Sep;64(9):3006-15.

15. Lescoat A, Lelong M, Jeljeli M, Piquet-Pellorce C, Morzadec C, Ballerie A, Jouneau S, Jego P, Vernhet L, Batteux F, Fardel O, Lecureur V. Combined anti-fibrotic and anti-inflammatory properties of JAK-inhibitors on macrophages in vitro and in vivo: Perspectives for scleroderma-associated interstitial lung disease. Biochem Pharmacol. 2020 Aug;178:114103.

16. You H, Xu D, Hou Y, Zhou J, Wang Q, Li M, Zeng X. Tofacitinib as a possible treatment for skin thickening in diffuse cutaneous systemic sclerosis. Rheumatology (Oxford). 2021;60:2472-7.

17. Greenberg SA. Sustained autoimmune mechanisms in dermatomyositis. J Pathol. 2014 Jul;233(3):215-6.

18. Wang K, Zhao J, Chen Z, Li T, Tan X, Zheng Y, Gu L, Guo L, Sun F, Wang H, Li J, Wang X, Riemekasten G, Ye S. CD4+CXCR4+ T cells as a novel prognostic biomarker in patients with idiopathic inflammatory myopathy-associated interstitial lung disease. Rheumatology (Oxford). 2019 Mar 1;58(3):511-521.

19. Kurasawa K, Arai S, Namiki Y, Tanaka A, Takamura Y, Owada T, Arima M, Maezawa R. Tofacitinib for refractory interstitial lung diseases in anti-melanoma differentiation-associated 5 gene antibody-positive dermatomyositis. Rheumatology (Oxford). 2018 Dec 1;57(12):2114-2119.

20. Chen Z, Wang X, Ye S. Tofacitinib in Amyopathic Dermatomyositis-Associated Interstitial Lung Disease. N Engl J Med. 2019 Jul 18;381(3):291-293.

21. Paik JJ, Casciola-Rosen L, Shin JY, Albayda J, Tiniakou E, Leung DG, Gutierrez-Alamillo L, Perin J, Florea L, Antonescu C, Leung SG, Purwin G, Koenig A, Christopher-Stine L. Study of Tofacitinib in Refractory Dermatomyositis: An Open-Label Pilot Study of Ten Patients. Arthritis Rheumatol. 2021 May;73(5):858-865.

22. Moghadam-Kia S, Charlton D, Aggarwal R, Oddis CV. Management of refractory cutaneous dermatomyositis: potential role of Janus kinase inhibition with tofacitinib. Rheumatology (Oxford). 2019 Jun 1;58(6):1011-1015.

23. Sabbagh S, Almeida de Jesus A, Hwang S, Kuehn HS, Kim H, Jung L, Carrasco R, Rosenzweig S, Goldbach-Mansky R, Rider LG. Treatment of anti-MDA5 autoantibody-positive juvenile dermatomyositis using tofacitinib. Brain. 2019 Nov 1;142(11):e59.

24. Papadopoulou C, Hong Y, Omoyinmi E, Brogan PA, Eleftheriou D. Janus kinase 1/2 inhibition with baricitinib in the treatment of juvenile dermatomyositis. Brain. 2019 Mar 1;142(3):e8.

25. Kim H, Dill S, O'Brien M, Vian L, Li X, Manukyan M, Jain M, Adeojo LW, George J, Perez M, Grom AA, Sutter M, Feldman BM, Yao L, Millwood M, Brundidge A, Pichard DC, Cowen EW, Shi Y, Lu S, Tsai WL, Gadina M, Rider LG, Colbert RA. Janus kinase (JAK) inhibition with baricitinib in refractory juvenile dermatomyositis. Ann Rheum Dis. 2021;80:406-8.

26. Zhang H, Watanabe R, Berry GJ, Tian L, Goronzy JJ, Weyand CM. Inhibition of JAK-STAT Signaling Suppresses Pathogenic Immune Responses in Medium and Large Vessel Vasculitis. Circulation. 2018 May 1;137 (18):1934-1948.

27. Liu J, Hou Y, Sun L, Li C, Li L, Zhao Y, Zeng X, Zhang F, Zheng W. A pilot study of tofacitinib for refractory Behçet's syndrome. Ann Rheum Dis. 2020 Nov;79(11):1517-1520.

28. Li J, Li M, Tian X, Zeng X. Tofacitinib in patients with refractory Takayasu's arteritis. Rheumatology (Oxford). 2020 Nov 1;59(11):e95-e98.

29. Palermo A, Marvisi C, Casali M, Pipitone N, Muratore F, Salvarani C. Tofacitinib for the treatment of refractory Takayasu's arteritis: description of 2 cases. Clin Exp Rheumatol. 2020 Mar-Apr;38 Suppl 124(2):234-235.

30. Itoh I, Kasuno K, Yamamoto C, Takahashi N, Shimizu H, Ojima T, Hayashi S, Kimura H, Iwano M. IgA Vasculitis Developed as an Adverse Effect of Tofacitinib Taken for Rheumatoid Arthritis. Intern Med. 2020 Mar 15;59(6):817-821.

31. Meshkov AD, Novikov PI, Zhilyaev EV, Ilevsky IDJ, Moiseev SV. Tofacitinib in steroid-dependent relapsing polychondritis. Ann Rheum Dis. 2019 Jul;78(7):e72.

32. Sanchez GAM, Reinhardt A, Ramsey S, Wittkowski H, Hashkes PJ, Berkun Y, Schalm S, Murias S, Dare JA, Brown D, Stone DL, Gao L, Klausmeier T, Foell D, de Jesus AA, Chapelle DC, Kim H, Dill S, Colbert RA, Failla L, Kost B, O'Brien M, Reynolds JC, Folio LR, Calvo KR, Paul SM, Weir N, Brofferio A, Soldatos A, Biancotto A, Cowen EW, Digiovanna JJ, Gadina M, Lipton AJ, Hadigan C, Holland SM, Fontana J, Alawad AS, Brown RJ, Rother KI, Heller T, Brooks KM, Kumar P, Brooks SR, Waldman M, Singh HK, Nickeleit V, Silk M, Prakash A, Janes JM, Ozen S, Wakim PG, Brogan PA, Macias WL, Goldbach-Mansky R. JAK1/2 inhibition with baricitinib in the treatment of autoinflammatory interferonopathies. J Clin Invest. 2018 Jul 2;128(7):3041-3052.

33. Zhang S, Song J, Yang Y, Miao H, Yang L, Liu Y, Zhang X, Liu Y, Wang T. Type I interferonopathies with novel compound heterozygous TREX1 mutations in two

siblings with different symptoms responded to tofacitinib. Pediatr Rheumatol Online J. 2021 Jan 6;19(1):1.

34. Friedman MA, Le B, Stevens J, Desmarais J, Seifer D, Ogle K, Choi D, Harrington CA, Jackson P, Rosenbaum JT. Tofacitinib as a Steroid-Sparing Therapy in Pulmonary Sarcoidosis, an Open-Label Prospective Proof-of-Concept Study. Lung. 2021 Apr;199(2):147-153.

35. Damsky W, Young BD, Sloan B, Miller EJ, Obando JA, King B. Treatment of Multiorgan Sarcoidosis With Tofacitinib. ACR Open Rheumatol. 2020 Feb;2(2):106-109.

36. Kalil AC, Patterson TF, Mehta AK, Tomashek KM, Wolfe CR, Ghazaryan V, Marconi VC, Ruiz-Palacios GM, Hsieh L, Kline S, Tapson V, Iovine NM, Jain MK, Sweeney DA, El Sahly HM, Branche AR, Regalado Pineda J, Lye DC, Sandkovsky U, Luetkemeyer AF, Cohen SH, Finberg RW, Jackson PEH, Taiwo B, Paules CI, Arguinchona H, Erdmann N, Ahuja N, Frank M, Oh MD, Kim ES, Tan SY, Mularski RA, Nielsen H, Ponce PO, Taylor BS, Larson L, Rouphael NG, Saklawi Y, Cantos VD, Ko ER, Engemann JJ, Amin AN, Watanabe M, Billings J, Elie MC, Davey RT, Burgess TH, Ferreira J, Green M, Makowski M, Cardoso A, de Bono S, Bonnett T, Proschan M, Deye GA, Dempsey W, Nayak SU, Dodd LE, Beigel JH; ACTT-2 Study Group Members. Baricitinib plus Remdesivir for Hospitalized Adults with Covid-19. N Engl J Med. 2021 Mar 4;384(9):795-807.

6. Abkürzungsverzeichnis

Abkürzung	Bedeutung
ACR20/50/70	Rheumatologische Effektivitätsparameter des *American College of Rheumatology*
aD	Atopische Dermatitis
ADA	Adalimumab
AEs	*Adverse events*
AS	Ankylosierende Spondylitis
axSpA	Axiale Spondylarthritis
BARI	Baricitinib
BCR	B-Zell-Rezeptor
bDMARD	Biologisches DMARD
BfArM	*Bundesinstitut für Arzneimittel und Medizinprodukte*
BTK	Bruton-Tyrosinkinase
CDAI	*Clinical Disease Activity Index*
cDMARD	Konventionelles DMARD
CMV	Cytomegalie-Virus
CRP	C-reaktives Protein
CU	Colitis ulcerosa
DAS28	*Disease Activity Score* 28
DSS	*Dactylitis Severity Score*
DMARD	*Disease modifying antirheumatic drug* (Basistherapie)
EBV	Epstein-Barr-Virus
EMA	*European Medicines Agency*
ET	Essentielle Thrombozythämie
EULAR	*European Alliance of Associations for Rheumatology*
FCR	Fc-Rezeptor
FIL	Filgotinib
HDL	*High-Density*-Lipoprotein
HR	*Hazard Ratio*
IFN	Interferon
IgG	Immunglobulin G
IKK	IκB-Kinase
IL	Interleukin
JAK	Janus-Kinase(n)
JH	JAK-Homologieregionen
JNK	c-Jun-N-terminal-Kinase
LAE	Lungenarterienembolien
LDL	*Low-Density*-Lipoprotein
LEI	Leeds-Enthesitis-Index
M	Myelofibrose
MACE	*Major adverse cardiovascular events*
MAPKK	Mitogen-aktivierte Protein-Kinase
MTX	Methotrexat
NEMO	NF-κB *essential modulator*
NFκB	*Nuclear factor kappa B*
NMSC	*Non-melanoma skin cancer*
OATP	Organische Anionen-Transportproteine
PI3K	Phosphatidylinositol-3-Kinase
PKC	Proteinkinase C
PLC	Phospholipase C
PM	Primäre Myelofibrose
PRO	*Patient Reported Outcomes*
PsA	Psoriasis-Arthritis
PV	Polycythaemia vera
RA	Rheumatoide Arthritis
RANKL	*Receptor activator of nuclear factor kappa B ligand*
SAE	*Serious adverse events*
SCID	*Severe Combined Immunodeficiency*
SDAI	*Simple Disease Activity Index*
SIE	*Serious infection events*
SLE	Systemischer Lupus erythematodes
SSc	Systemische Sklerose
STAT	*Signal Transducers and Activators of Transcription*
SYK	*Spleen tyrosine kinase*
TGF	*Transforming growth factor*
TNF	Tumornekrosefaktor
TOFA	Tofacitinib
tsDMARD	*Targeted synthetic* DMARD
TVT	Tiefe Venenthrombosen
TYK	Tyrosinkinase
UPA	Upadacitinib

Tab. 6.1: Auswahl von im Buch verwendeten Abkürzungen und deren Bedeutung. Weitere Abkürzungen sind in deren direktem Umfeld oder in Abbildungs- und Tabellenlegenden erklärt.

Index

R

S

T

U

V

Z